食粗女人不變老的吃法

原書名：吃五穀雜糧做漂亮女人

王美如◎著

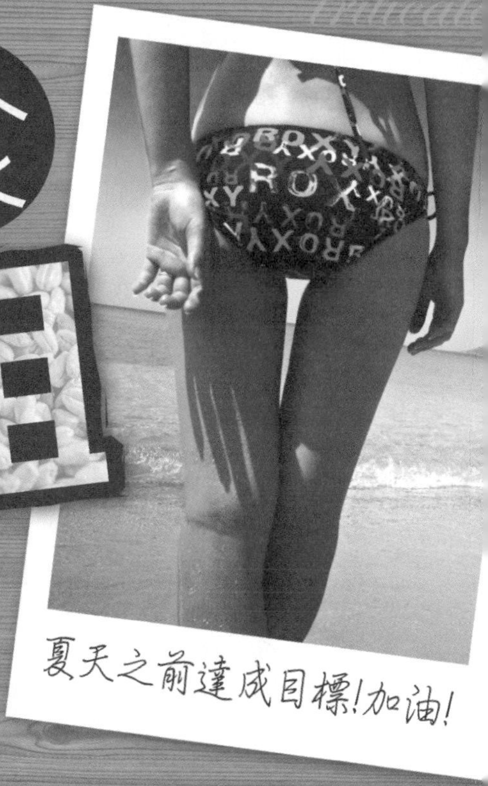

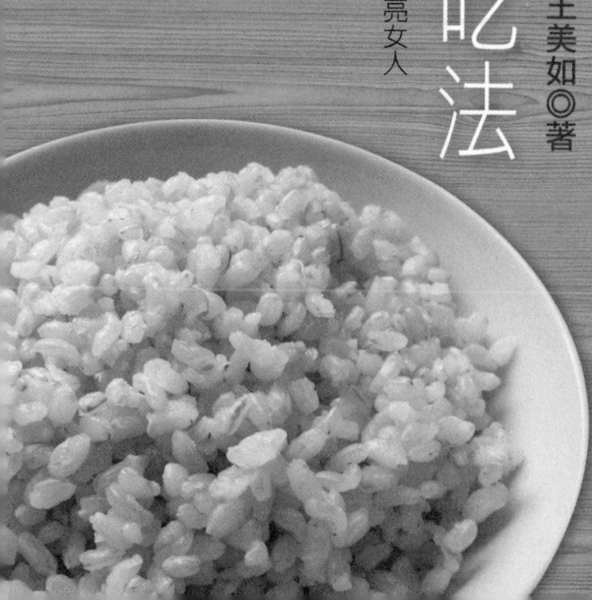

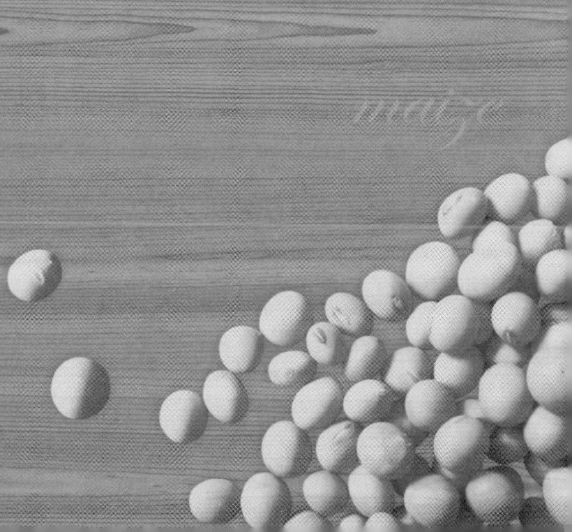

前言

現代女人過得越來越精細了，對吃的東西也越來越挑剔，無論是出入頂級餐廳還是日常生活，各種的精細食物入口不絕……但時間久了，妳卻不難發現，東西沒少吃，錢沒少花，可是身體的體能卻越來越差，膚質一天不如一天——晦黯、色斑、粗糙成為妳臉部肌膚的速寫，究其原因，就是因為忽略了生活中「粗」的成分。

生活中，很多女人一看到精緻兩個字，很自然就會聯想到那些如藝術品般展示在櫥窗裡的食物，錯誤的以為「食不厭精」說的就是那些做得不能再精細的食品。事實上，那些日常中被妳忽視的粗糧才是助妳實現精緻女人夢的最佳秘方。粗糧雖然看上去粗糙，但經過一番烹飪之後一樣可以成為可口美味的小吃，變為妳餐桌上最獨特的精美食物。

粗糧細做，對嚮往精緻生活的女人們來說，其意義絕不僅僅是一道美味可口的小吃，更是大自然賦予女人最有效的「補品」，最渾然天成的「保養品」，保持女性的美麗肌膚、塑造女性的完美身形。

說到這裡，忙碌一族的美眉又有話要說了，現在的生活節奏這麼快，自己根本沒有時間去烹煮那些粗糧。如果妳正是這樣一位事業型美女的話，那麼，想要兼顧健康美味與時尚健康，妳就必需要學會「取巧」。生活中，妳沒有必要把吃粗糧當成是一種任務去完成，妳完全可以把粗糧「滲透」到每一餐的食物中，比如說在煮米飯的時候加一點小米或者紅薯，若實在沒有時間做飯，也可以直接拿美味的紅薯或者芋頭當主食，既健康又能發揮修身塑型的作用，何樂而不為呢？

女人一定要重視手中的「權利」，掌管好自己的健康，從吃好每一餐開始，為自己的精緻之路打下堅實的基礎。

因此，妳需要這本書。它讓妳重新認識粗糧，幫助妳透過對食物的攝取來改變自己越來越虛弱的體質、讓妳的皮膚越變越細嫩，教會妳用最輕鬆的方式，烹調出最營養的美味，即便妳是個廚房新手也能夠輕鬆的完成道地的美味，讓自己樂享生活。

這本書也是女人不可多得的綜合美麗「寶典」，它從美容、健康、心態、身材等多個女人們最關注的方面著手，為女性朋友們打造出一本真正的健康、美麗的書籍，讓妳在閒暇閱讀之餘，越變越美麗，越活越精緻！

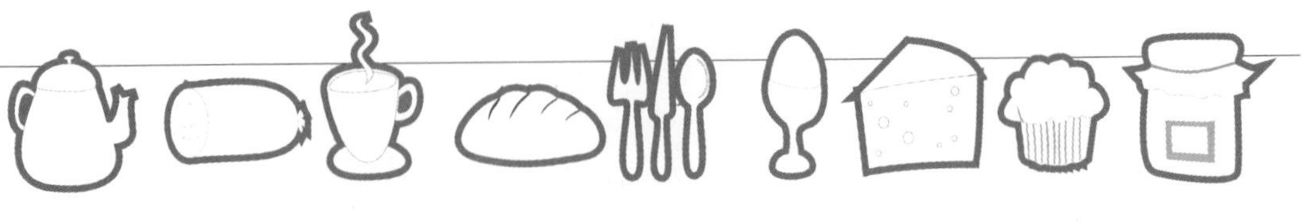

第三章「粗」出來的窈窕身材

第四章「粗」出來的健康生活

Directory

第五章 「粗」出來的魅力女人味

第六章 「粗」出來的素食緣——粗糧搭配菌菇、野菜越吃越快樂

Directory

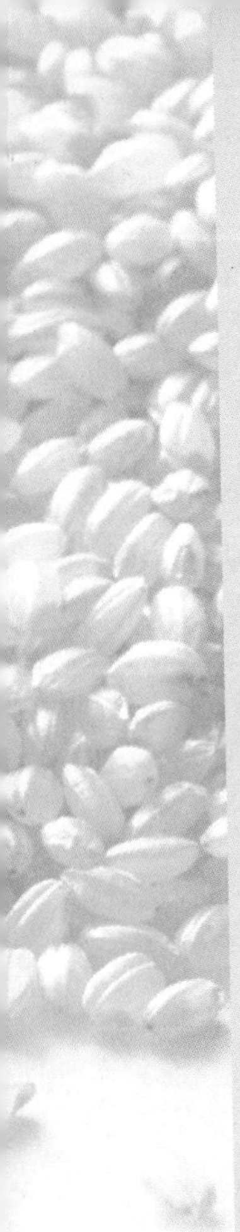

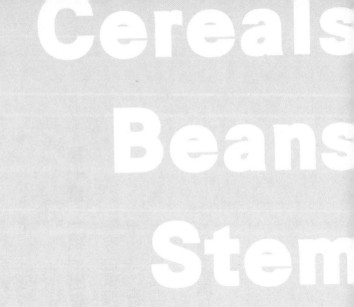

Cereals

Beans

Stem

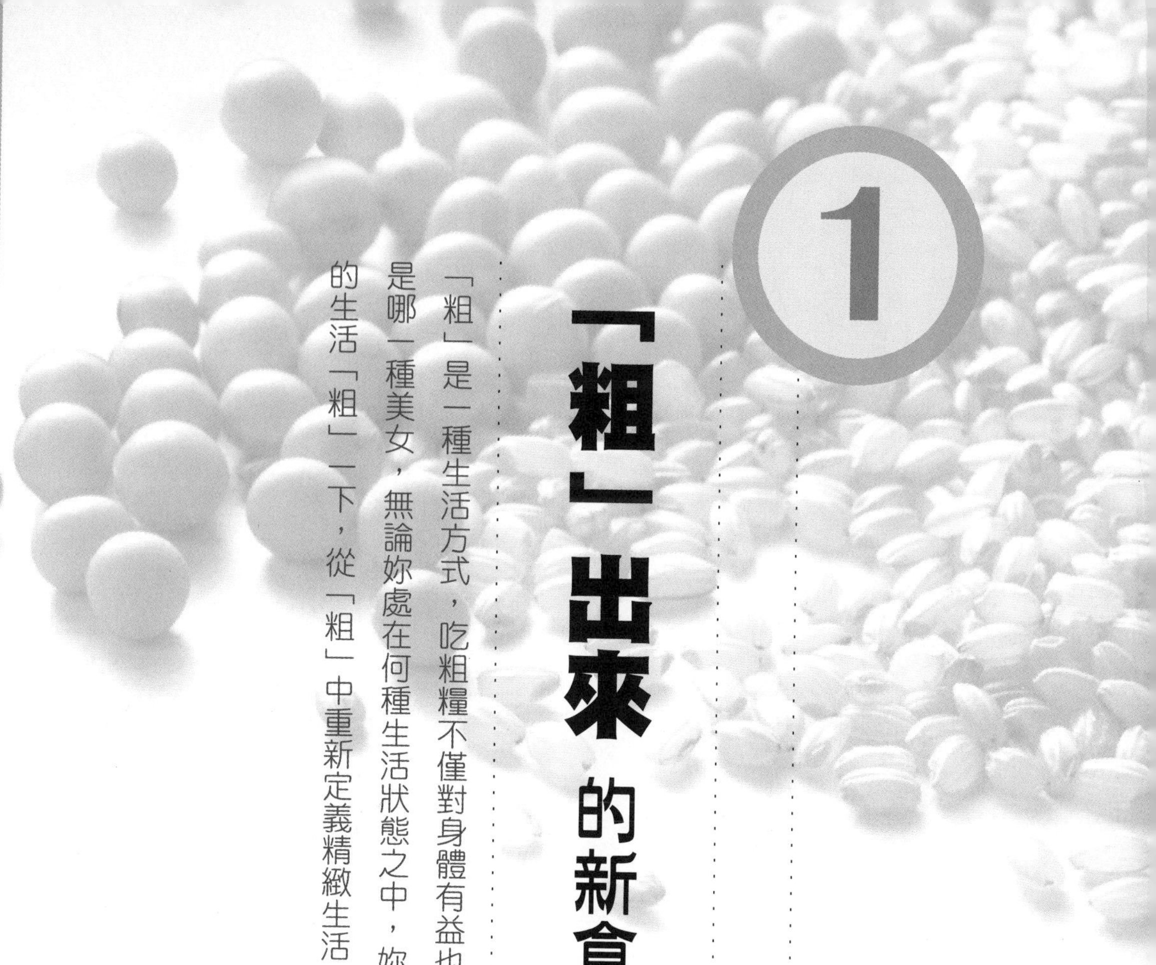

1

「粗」出來的新食尚定義

「粗」是一種生活方式，吃粗糧不僅對身體有益也是一種潮流趨勢，生活中，無論妳是哪一種美女，無論妳處在何種生活狀態之中，妳都應該適時的吃一些粗糧，讓自己的生活「粗」一下，從「粗」中重新定義精緻生活！

為什麼要做「粗」女

現代的女性都追求精細的生活，無論是在生活方式上，還是在飲食習慣上，都大打「精細」牌。從紅茶只喝特選的到白米只吃免淘洗的……這種自認為很健康的生活習慣，其實卻是妳煩惱的根源。

談到「粗」這個字，一般女性都會敬而遠之，因為「粗」這個字通常與小巧精緻無關，一般都只用來形容那些素質有待提高、容貌需要提升的人，也正是因為這樣的原因，女人自然不怎麼喜歡「粗」這個字了。

現代的女性都追求精細的生活，無論是在生活方式上，還是在飲食習慣上，都大打「精細」牌。從紅茶只喝特選的到白米只吃免淘洗的……這種自認為很健康的生活習慣，其實卻是妳煩惱的根源。

不難發現，生活品質在不斷提高，照理來說健康水準也應該保持上升的狀態，但適得其反，女人們的健康水準不但沒有提高，反倒下降不少。

清晨起床，第一件事就是對著鏡子唉聲嘆氣一番，「天天做美膚面膜，臉上的痘痘怎麼還不停的冒出來呢？」、「上廁所是我每天最痛苦的事情」……

諸如此類，身體的狀況越來越差，亞健康找上門來，可是去醫院做了檢查，各式各樣的藥品也沒少吃，怎麼就不見效呢？

想知道答案嗎？其實很簡單，就是妳的生活習慣不夠「粗」，換言之就是太「細」了。當然，這裡所指的「粗」並非粗俗，而是粗糧食物——那些每次妳逛超市都被判死刑的食物。這些食物其貌不揚，沒有漂亮的包裝和誘人的味道，但卻是妳健康、美麗的一味良藥，這也是為什麼當代女性都應該過「粗」生活的最主要原因——粗糧有益健康，能夠還原美麗！

說到這裡，妳可能又要問了，粗糧真的有這麼多好處嗎？它究竟能在哪些方面來幫助女人擁有健康與美麗呢？不要著急，下面就為渴求健康、美麗的女性們一一介紹。

首先，妳要清楚知道什麼是粗糧，看到這樣的話，千萬不要笑，隨著食物種類的增加，有時妳還真會不經意的混淆粗糧的種類呢！

粗糧一般可分為穀物類（如玉米、小米、紅米、黑米、紫米、高粱、大麥、燕麥、蕎麥、麥麩……等）；豆類（如：黃豆、綠豆、紅豆、黑豆、青豆、菜豆、蠶豆、豌豆……等）；莖類（紅薯、山藥、馬鈴薯……等）。

此外，因為粗糧沒有經過多道程序的加工，因此，吃起來口感通常有些粗糙，與精細的糧食相比，的確算不上是美味佳餚。

但也正是因為粗糧沒有經過加工，所以包含了大量的植物纖維素。植物纖維是一種不能被消化的物質，它包括纖維素、半纖維素、木質素、果膠質、樹膠質和一些非纖維素糖。食物中若缺少植物纖維，殘渣減少，容易導致便秘發生，而伴隨出現的就是代謝功能紊亂、膚色黯沉、口氣、暗瘡等問題。看到這裡，妳有沒有一種恍然大悟的感覺呢？原來數日「折磨」妳的不良症狀的直接誘因就是因為少個植物纖維這個「傢伙」啊！

這是一個很簡單的辨證公式，人體需要植物纖維素來維持健康，而獲取植物纖維素的最佳途徑就是適量的食用粗糧。想做精緻美麗的女人，應先從食用粗糧開始吧！

生活中的「粗」都在哪裡

粗糧「寄居」在我們生活的每個角落，關鍵在於妳有沒有用心去發現、去利用。粗糧的某些微量元素，例如鐵、鎂、鋅、硒的含量要比細糧多一些，這幾種微量元素對人體健康的價值相當大。粗糧中的鉀、鈣、維生素E、葉酸、生物類黃酮的含量也比細糧豐富。賴氨酸和蛋氨酸在粗糧中的含量遠遠高於細糧。各種粗糧也各有長處，如小麥含鈣多，小米中的鐵較高，蕎麥含有可降低人體血中膽固醇，並對血管有保護作用的「維生素P」，燕麥裡含有抑制膽固醇升高的亞油酸。

想做一個道道地地的粗糧女人也不是一件容易的事情，妳首先得認識一下這些粗糧，妳還要知道，妳需要哪一種類的粗糧，需要補充哪一種確實的微量元素。

不要覺得無所謂，這可絕不是件簡單的事呢！

大家都知道粗糧基本上包含三個種類的食物：豆類、莖類、穀物類，每一個類別中又分出不同的食物，就拿豆類一個類別來說，就包含了數十種豆類食物，如：綠豆、紅豆、菜豆等等。

那麼，面對這麼多種類的粗糧，大家應該「何去何從」呢？

首先，妳要弄清楚一點，哪一種粗糧最適合妳的胃，也就是妳吃起來最舒服，畢竟，吃飯應該是件享受的事情，我們也不能為了獲取粗糧中的養分就痛苦地邊吃邊哭吧！

此外，粗糧雖好，也不能貪吃，吃得太多，會對消化系統造成傷害的。一般來說，燕麥應該是日常生活中最常見也是最容易被接受的粗糧。如果妳厭倦穀物類粗糧粗糙的口感，又不大喜歡豆類食物，那麼，燕麥絕對是妳的首選。

每天早上早起十幾分鐘，為自己盡心做一份牛奶麥片粥，真是既營養又美味，或是再多點愛心，為妳親愛的他也做一份，相信當他起床後，看著那一碗充滿濃濃愛意的健康美食，一定會感慨遇到妳這麼好的女孩實在三生有幸。

那麼，除了燕麥，生活中的粗糧還有哪些呢？

其實，粗糧「寄居」在我們生活的每個角落，關鍵在於妳有沒有用心去發現、去利用。粗糧的某些微量元素，例如鐵、鎂、鋅、硒的含量要比細糧多一些，這幾種微量元素對人體健康的價值相當大。粗糧中的鉀、鈣、維生素E、葉酸、生物類黃酮的含量也比細糧豐富。賴氨酸和蛋氨酸在粗糧中的含量遠遠高於細糧。各種粗糧也各有長處，如小麥含鈣多，小米中的鐵較高，蕎麥含有可降低人體血中膽固醇，並對血管有保護作用的「維生素P」，燕麥裡含有抑制膽固醇升高的亞油酸。

此外，還要提醒想減肥的美眉，妳們的福音來了，吃粗糧不僅因為它的熱量比較低，還因質地粗糙，食用後容易產生飽足感。如玉米，它不僅含有蛋白質、脂肪、碳水化合物等人體必需的營養成分，還富含粗纖維，比精米、精麵粉高4～10倍。即便是紅薯，每百克熱量只有127千卡，僅為饅頭的一半。

當然，粗糧的種類豐富，不同粗糧的營養成分也不盡相同：燕麥富含蛋白質；小米富含色氨酸、胡蘿蔔素；豆類富含優質蛋白；高粱含脂肪酸高，還有豐富的鐵；薯類含胡蘿蔔素和維生素C。對於粗糧，大家既要多吃，又不宜吃多，因為過食粗糧也有壞處，粗細搭配，才是科學的飲食原則。

粗糧細吃更營養

很多女生看到這兩個字眼，就會覺得，那粗糧細吃就不等於還在吃細糧嗎？這種想法是不正確的，所謂粗糧細吃就是將粗糧做細了吃或者搭配著細糧來吃，這樣能夠緩解腸胃對粗糧的不適，加快粗糧內纖維成分的溶解和消化。

粗糧之於女人真是有說不完的好處，但已經開始蠢蠢欲動的妳，千萬不要著急，粗糧雖好，也不能亂吃，吃的方式尤為重要。

粗糧因其「粗」而冠名，但一直食用慣了細糧的妳，若選擇錯誤的食用方式，很可能給身體的機能帶來傷害。最直接的影響就是造成腸胃功能紊亂，引起消化不良等症狀，因此粗糧能否發揮作用，吃法是關鍵。

那麼，生活中的美眉應該如何吃粗糧呢？答案很簡單——細吃！

很多女生看到這兩個字眼，就會覺得，「粗糧細吃」不就等於還是在吃細糧嗎？這種想法是不正確的，所謂粗糧細吃就是將粗糧做細了吃，或者搭配著細糧來吃，這樣能夠緩解腸胃對粗糧的不適，加快粗糧內纖維成分的溶解和消化。

因此，食用粗糧重在搭配，這樣能夠使不同食物中的營養相互補充，讓人體攝取更多的營養成分。那麼生活中的粗細搭配主要有哪些呢？

最常見的方法就是在食用玉米粉的時候，加入一些糯米或小麥粉等，這樣不僅能夠改善玉米粉粗糙的口感和外觀，還能促進腸胃的消化和吸收。

此外，除了在烹煮粗糧的過程中進行合理的粗細搭配外，還可以在吃粗糧的時候，進行「混搭」，如：牛奶加燕麥或是粗糧麵包。

吃粗糧是一個循序漸進的過程，不能操之過急，否則就會引起腸胃的不良反應。此外，在食用粗糧時，還應注意多喝水，患有胃病、十二指腸潰瘍的患者應盡量少吃粗糧或者不要吃粗糧，以免造成對腸胃的刺激，加重病情。由於粗糧被腸胃吸收利用的速度較為緩慢，因此，在日常生活中，從事體育運動等高耗能行業的女性，應少吃粗糧，或選擇在休息日時食用粗糧。

自古以來，「食不厭精」是很多女生追求的飲食之道，但事實上，精細加工的食品不但造成營養流失，還會提升血糖指數。隨著吃細糧的壞處和吃粗糧的好處不斷被提起與宣傳，越來越多的女生又轉方向，開始一股腦兒的投入粗糧的陣營中，結果適得其反，不僅沒有發揮保健養生的作用，反而引起了諸多腸胃問題。

美味與營養同樣重要，既要讓自己吃得開心，也不要因為長期食用單一食品而傷害了腸胃。營養是女人保持健康與美麗的基礎，而美味則是女人追求的感官享受，兩者常常因此而產生矛盾。複合營養的粗糧，味道不好；符合感官享受的細糧，營養卻又不足。因此，大家在烹煮粗糧時，所選擇粗糧的類型、顏色、味道、口感應該時常調換，粗糧細做，盡可能做到營養且味美，讓妳的身體在接受營養的同時，又能得到口感的滿足。

生活中，八寶粥、甜玉米等就是很適合女生食用美味且富有營養的食物，每天食用一餐的粗糧，這樣能夠有效降低冠心病、糖尿病的發病率。

吃粗糧，年輕的女性朋友更得講究，因為平時吃慣了細糧，所以一開始應注意粗糧的食用量，並且注意粗糧細吃，所謂「細吃」，是指對粗糧進行精細的烹煮，以較少對腸胃的負擔。生活中，工作一天的美眉可以選擇用玉米粉粥、小米粥等代替晚餐，且兩天就要換一種口味，這樣變換著花樣吃，能夠增加食慾，又能增加營養吸收。

此外，女性朋友在粗糧的選擇上，應盡量避免食用高粱之類的難消化的粗糧，以免引發便秘等不良症狀。

聰明的女人都應該鍾愛一款粗糧食物

喜歡燕麥的女生通常比較隨意，但也很注意保健、養顏；喜歡粳米這類粗糧的女生一般比較顧家，是家庭型的女生；喜歡紅豆或者綠豆類粗糧的女生多比較活潑、開朗，是甜美可愛型的女生；喜歡芋頭、紅薯類粗糧的女生，大都比較隨意，淡然；喜歡豌豆的女生則生活中比較知性，很注重生活細節……

無論妳是貪戀奢華的小魔女還是嚮往完美的知性女，妳都應該為自己挑選一款屬於自己的粗糧，換句話說，這年頭，妳如果在和姐妹聊天的時候，不說自己正在吃粗糧，就會被潮流淘汰了。

一般來說，食用粗糧時盡量選擇與妳身體狀況相符合的種類，比如：有些女生喜歡紅豆，就可以時常做一些紅豆湯來喝；如果妳鍾愛綠豆也可以經常煮些綠豆糖水來喝……不同的粗糧代表著女人不同的性格和魅力。

喜歡燕麥的女生通常比較隨意，但也很注意保健、養顏；喜歡粳米這類粗糧的女生一般比較顧家，是家庭型的女生；喜歡紅豆或者綠豆類粗糧的女生多比較活潑、開朗，是甜美可愛型的女生；喜歡芋頭、紅薯類粗糧的女生，大都比較隨意，淡然；喜歡豌豆的女生則生活中比較知性，很注重生活細節……

美麗的妳喜歡什麼類型的粗糧呢？如果妳還沒有找到適合的類型，不妨根據自身的性格挑選一款吧！值得一提的是，鍾愛的粗糧，也不可以做為平時食用的唯一選擇，健康的飲食方式，應該不分門別類的食用對身體有好處的粗糧。

如果妳是那種身材略顯肥胖的可愛型女生，妳大可以選擇一些對減肥很有效果的粗糧食物，如芋頭、紅薯、燕麥等等，經常食用這些粗糧，不僅對身體有益，而且還可以幫助妳實現變身苗條美女的願望，此外，芋頭、紅薯的食用方法多變，即使是經常食用也不會覺得膩哦！

如果妳是典型的「黑美眉」，那麼不妨多食用一些黑豆、杏仁、薏仁等粗糧，因為，這類粗糧都具有很好的美白功效，經常食用，其效果比美白面膜還要見效，不信就去試試吧！從現在起，把這些有美白功效的粗糧做為自己鍾愛的食物，一個月下來，妳等著看「他們」令人驚豔的表情吧！

如果妳是一個像「林黛玉」一般的纖弱女生，那麼妳就更要找點粗糧來吃，研究證明，大部分粗糧內都含有多種人體所需的礦物質及氨基酸、不飽和脂肪酸等，對提高人體免疫力、抗病力效果顯著，尤其是像扁豆、蓮子、小米、黑米等粗糧，都有補氣養血、養脾健胃、清肝益腎的作用，是非常好的滋補佳品，經常食用能夠增強身體免疫細胞活力，讓妳擺脫「柔弱」的形象！

除此之外，粗糧還有非常多的好處，妳可以根據自己身體的需要和自己偏愛的口味，選擇一款鍾愛的粗糧，除了日常生活中時常食用外，也應注意多方面攝取營養，不同時期食用不同的粗糧種類，只有這樣妳的身體才會越來越「美」哦！

粗糧雖好也要適量而止

聰明的女生應該懂得多吃點粗糧即時給身體補充所需的養分，粗糧內大量的膳食纖維還可以幫助處於這個年齡層的女人保持身材。不過，即使這樣，在食用粗糧的過程中，也一定要遵循適度的原則，千萬不要急於求成，一次食用太多，要知道「心急吃不了熱豆腐」，吃多了對身體也是沒有好處的！

近年來，吃粗糧已經成為了一種時尚，很多女生喜歡吃粗糧，一來因為粗糧可以帶來一種純淨、懷古的感覺，二來就是因為它營養豐富，對身體保健非常有益，但粗糧雖好卻也不要多吃。

不分年齡隨意食用粗糧是很不科學的，粗糧與細糧相比，因為加工簡單，口感相對比較粗糙，但卻含有許多細糧裡沒有的營養成分。如碳水化合物、膳食纖維等，都比一般的細糧的含量高很多。

儘管如此，長期過量食用粗糧也是有害無益的，它會引起消化不良，引起便秘、胃脹等不良症狀，甚至會導致血液、心臟、骨骼等功能的減退，女生們健康的吃粗糧能夠發揮提高免疫力、美容養顏的效果，但食用過多卻會導致免疫力下降、皮膚長痘等等。那麼，女人究竟應該如何食用粗糧呢？

年齡低於20歲的女生，在食用粗糧的時候應注意，每日最多不應超過20g，最好不用經常食用，因為，粗糧內所含的大量纖維素會影響青春期女生的身體發育，大量的纖維素會導致人體對膽固醇攝取不足，致使女性激素合成減少，嚴重影響青春期女生子宮的發育，為了擁有一個健康的身體，低於20歲的女生應盡量少吃粗糧。

而25歲到35歲之間的女生則可以適量的多吃一些粗糧，這個期間是女生發育成熟的黃金期，此時，隨著年齡的增加，工作、生活各方面壓力的增大，女生們的身體常常會出現一些小症狀，如長期坐著、長期面對電腦、各種應酬……身體所需求的營養含量就會增加，因此，此時聰明女人應該懂得多吃點粗糧，即時給身體補充所需的養分，粗糧內大量的膳食纖維還可以幫助處於這個年齡層的女人保持身材。不過，即使是這樣，在食用粗糧的過程中，也一定要遵循適度的原則，千萬不要急於求成，一次食用太多，要知道「心急吃不了熱豆腐」，吃多了對身體也是沒有好處的！

50歲到60歲是很多女生不願意提及的年齡層，因為在這個階段大部分女生都到了「人老珠黃」的程度，不再像小女生那般充滿活力、漂亮迷人。但實際上，只要妳保養得當，別說60歲了，就算是70歲，妳也一樣可以漂漂亮亮、健健康康的。

此時的妳，最應該多吃點粗糧，但一定要記得粗細搭配的原則，因為隨著年齡的增長，腸胃系統的消化功能必然有所減退，如果單一的食用粗糧，就會引起消化不良、營養不良等。因此，當妳處在這個年齡層時，應盡量選擇合理的飲食搭配，吃粗糧時一定要與細糧進行搭配，只有這樣才能達成妳的養生、保顏目的哦！

粗糧好處多多，但食用不當也會對身體造成傷害，那麼，美眉們日常吃多少粗糧才算是真正有利於人體的呢？美女營養學家們建議，一個健康的年輕女生，每天的粗糧攝取量不應超過30g，並且在食用粗糧的同時應該多吃些蔬菜和水果，並多喝些水，以促進腸胃蠕動。

食物「粗」一點，生活「細」一點

據研究調查顯示，女性身體近百種疾病及皮膚問題雖與生活習慣息息相關，但真正決定性作用的卻是女性每日所選擇的食物，如果是生活做為導火線的話，那麼每日食用的不良食物就是引爆身體的炸彈。這麼看來，做為女人的妳一定不要小看每日吃進嘴裡的東西，也不要以滿不在乎的態度對待身體非常有意義的粗糧，要知道食物「粗」一點，生活才會「細」一點。

總是不只一次的說，想要健康、美麗，就一定要從「粗」做起，多吃粗糧，但還是有不少美眉沒能意識到這句話的含意，總覺得食物之間的營養其實相差不大，吃什麼都一樣，再加上工作很忙、粗糧的口感又不好，根本就不打算多多食用粗糧。

如果妳有過類似的想法，那麼我不得不說妳絕對是一個「粗糙」的女人，這種粗糙不光表現在妳對自己身體關心養護之上，也會反映在妳的肌膚、面容之上。據研究調查顯示，女性身體近百種疾病及皮膚問題雖與生活習慣息息相關，但真正決定性作用的卻是女性每日所選擇的食物。美眉們一定不要小看每日吃進嘴裡的東西，也不要以滿不在乎的態度對待對身體非常有意義的粗糧，要知道食物「粗」一點，生活才會「細」一點。

粗糧內含有非常豐富的粗纖維，有助於增強腸胃系統的功能，有清脂肪、助排泄的作用，若美眉們能維持每日一餐食用粗糧，就能讓自己的身材越來越「細」、越來越好。再也不用為了長期便秘而愁眉苦臉，也不要對著鏡子「咒罵」自己的「游泳圈」了，無論是要穿著緊身的晚禮服參加晚宴，還是顯露身材的比基尼去游泳，都保證妳會自信滿滿，亮麗身材盡現哦！

幾乎大部分粗糧內維生素含量都很高，尤其是具有抗老化、防紫外線的維生素E及維生素C，愛美的妳經常食用，就會增加體內維生素E、維生素C的含量，能夠幫助妳的身體抵抗紫外線侵襲，還能幫助妳與時間對抗，延緩衰老，讓妳的肌膚越吃越細膩，讓妳不需要花大把大把鈔票購買那些昂貴的化妝品，也不用再以健康為代價吃這樣、那樣的養顏美容藥物，就能獲得完美細緻的皮膚哦！從現在起，妳再也不擔心男友早上突然來襲，看到妳沒有化妝憔悴不堪的容貌，因為有了粗糧，妳每天都是「細膩」的。

生活中，大部分粗糧都有一定的藥用價值，能夠增強人體抵抗力，防癌抗癌，保健身體，細化妳的健康。如果妳時常需要加班、熬夜；如果妳天生體質虛弱；如果妳經常需要喝酒應酬；如果大病初癒；如果妳渴望健康……都可以找粗糧來幫忙，讓妳的食物粗一下，就能讓妳的健康細一點，在這個亞健康橫行的時代，妳卻能每日精神飽滿、步履輕快地工作、生活，真是令人羨慕啊！

實際上，不少女生很少食用粗糧，就是覺得粗糧口感粗糙不好吃，再加上烹調比較困難，但事實上，粗糧本質是很細膩的食物，它能夠烹調出很多美味的食物，尤其是和細糧或蔬菜等搭配後。如果妳已經決定讓妳的食物「粗」一點了，本書中就有很多美味粗糧的烹調方法，且做法都非常簡單，這可是很多廚房白癡美眉實行後得出的結論，相信也一定難不倒聰明的妳吧！

粗糧雖「粗」實質卻很「細」，現在就開始，讓妳的食物「粗」一點，生活「細」一點吧！

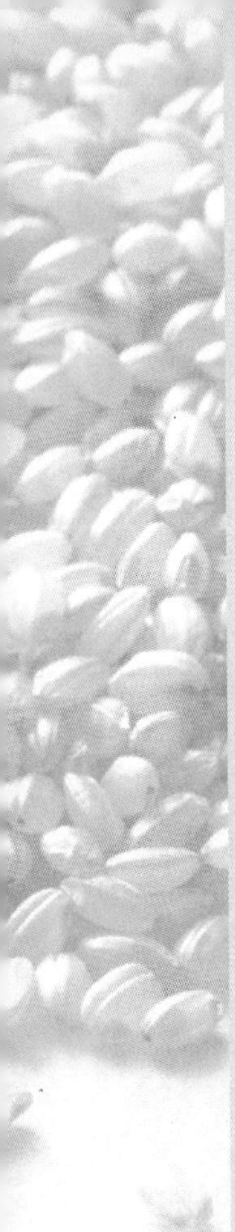

Cereals
Beans
Stem

2

「粗」出來的美麗人生

女人沒有不愛美的，「漂亮一點，再漂亮一點」是她們的口號。然而，現實生活中，卻總有這樣、那樣的問題給皮膚造成傷害，陽光照射造成的傷害、水分流失帶來的傷害、粉塵污染帶來的傷害以及必然的衰老。既然如此，姐妹們該怎樣保持美麗、留住青春呢？

其實很簡單，只要妳仔細閱讀下面章節的內容，就不難找出美容駐顏之法，除了抗衰老外，妳還能從中學到如何祛除黑眼圈、美白皮膚、細滑肌膚……等諸多方法，不信的話，快來看看吧！一定會讓愛美的妳大有收穫哦！

與薏仁結伴，輕鬆告別「黑美眉」稱號

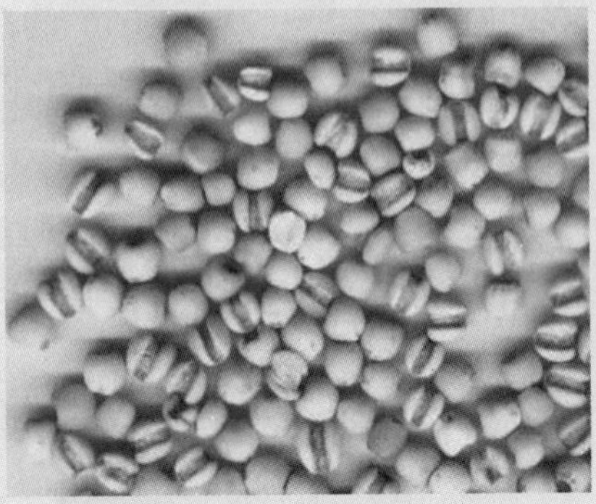

非常注重養生美容的大S早在《美容大王》之「吃出肌膚的水嫩白皙」一文中就有提到薏仁美白的功效——「美白大補帖2：薏仁。薏仁和維生素C一樣，必需每天喝。在牛奶或豆漿裡泡入薏仁粉，天天喝美白效果也可以很快看出來。」

妳是「黑美眉」嗎？妳經常為自己的皮膚不夠白皙、細嫩而愁悶不已嗎？當看到身邊的姐妹無論穿什麼顏色的衣服都很搭，而自己卻總是因為膚色而侷限在單一的色彩和款式時，是否會有種失落和小怨恨呢？

大多數女生的膚色不夠明亮、白皙都是後天保養不即時造成的，也就是說，只要從現在開始，努力做好一切養護措施，妳也能成為明豔照人的白皙女郎。

非常注重養生美容的大S早在《美容大王》之「吃出肌膚的水嫩白皙」一文中就有提到薏仁美白的功效——「美白大補帖2：薏仁。薏仁和維生素C一樣，必需每天喝。在牛奶或豆漿裡泡入薏仁粉，天天喝美白效果也可以很快看出來。」

想變得和大S一樣白白嫩嫩，成為萬眾矚目的白皙女郎嗎？還等什麼，那就馬上開始吧！

薏仁，是最傳統的養生佳品，主要成分有蛋白質、維生素B群、維生素E，是一種天然的美容食品。經常食用薏仁不僅能夠使皮膚光滑、減少色素沉積，還具有淡化黃褐斑、雀斑的作用，與杏仁搭配食用，更能加快美白的作用。

薏仁內含有多種維生素和礦物質，能夠發揮促進腸胃蠕動、加快新陳代謝的作用，因此，多食薏仁可以保持美好的身材比例。

很多「黑美眉」女生，常常有這樣的煩惱，渴望自己皮膚白皙，又擔心食用化學美白產品會產生副作用，尤其是市面上一些不良商販為了突出效果，而在各類美膚產品中添加了大量致癌的化學製劑，在女人享受短暫性美白效果的同時，無異於慢性自殺。於是處於健康考量，這些「黑美眉」女生，只好將皮膚白皙寄託在「宅家」養白的方式上了。

如果妳也有上述的煩惱，便不得不說，妳「柳暗花明」的日子終於到了，因為食用薏仁不僅具有美白功效，還具有預防癌症保健身體的作用，女人常吃，在美白的同時，還能有效降低患子宮頸癌和乳癌的機率。

因此，既想美白又想保健身體的美眉一定要注意了，現在就開始行動，從食用薏仁開始，向健康的美白之旅出發吧！

看來薏仁的營養成分還真是不少，既然薏仁的美白、養生功效這麼好，自然就少不了購買，因此，如何挑選上等的薏仁就成了美眉們的頭等大事。一般來說，市面上常見的薏仁主要有黃色和白色兩種，哪一種更好一點呢？事實上，這兩種薏仁的品質都很一般，因此價格也比較便宜，最好的薏仁應該是帶青頭的，當然，這樣的薏仁價格也比較貴，不過為了美容這種大事，愛美的妳還是應放寬些荷包。

挑選好了上等的薏仁後，就要開始實施美白「攻略」，一般來說，薏仁可以磨成粉末用牛奶沖飲，也可以煮粥或者做湯喝，下面就為愛美的妳介紹幾種美味且美白的烹製「攻略」吧！

薏仁蓮子杏仁百合粥

美麗材料：薏仁500g，去心蓮子30g，百合20g，杏仁30g，粳米250g，白糖適量。

美麗烹調：

1. 薏仁、蓮子、杏仁、百合先煮爛。
2. 再與粳米一起煮粥，快熟時放入適量的白糖或蜂蜜即可食用。

美麗秘方：甜軟可口，清熱解毒，美白滋補。

鮮美薏仁杏仁南瓜湯

美麗材料：南瓜、薏仁、杏仁、金華火腿適量。

美麗烹調：

1. 將薏仁和杏仁先煮熟備用。
2. 火腿切成長方形薄片放入煲湯鍋底。
3. 南瓜去皮切成塊放在火腿上面。
4. 將煮好的薏仁和杏仁放入煲湯鍋內蒸煮5分鐘，放入適量的鹽調味即可食用。

美麗秘方：清香，美白嫩膚。

愛美的妳在自我美容的同時，又可以與姐妹及男友一起分享，增進感情之餘，還能大展妳的廚藝，何樂而不為呢？薏仁的好處雖多，但愛美的妳在食用的時候也一定要注意食用方法，避免出現飲食的錯誤，減弱美白的效果。一般來說，薏仁在煮前一定要浸泡3到4個小時，因為薏仁較難煮熟，但透過浸泡讓薏仁充分吸收水分，就能夠在較短的時間內煮熟，這樣一來，可避免很多時間緊迫的女生，沒有時間蒸煮薏仁而不得不放棄這一美白秘方。

因為薏仁的獨特功效，很多女生認為單獨吃薏仁效果一定更好，但事實上，因為薏仁屬寒涼的食物，單吃很容易給腸胃帶來不適，但若與杏仁等食物搭配食用，不僅容易消化，還能發揮進一步滋補、美白的功效！

經典排毒食物綠豆，締造完美肌膚

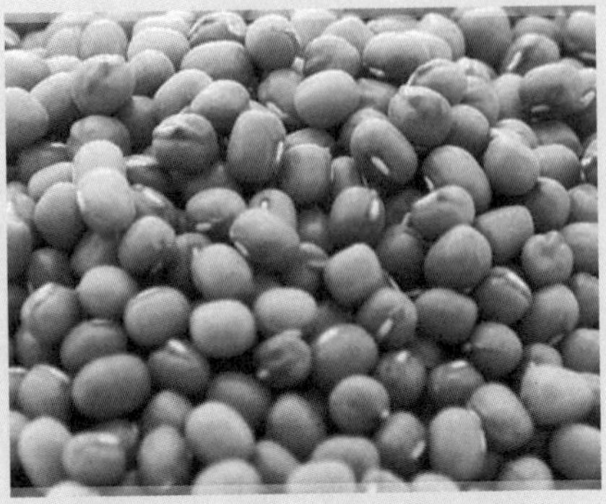

綠豆是排毒聖品絕不會言過其實。它能夠幫助排出體內毒素，促進身體的正常代謝。此外，它的蛋白質含量，比粳米還要多兩倍，同時富含多種維生素、鈣、磷、鐵等多種無機鹽，以及膳食纖維。而綠豆皮裡，則含有大量的抗氧化成分。是愛漂亮又有毅力戰「痘」的美眉們，可要堅持的粗糧之一。

痘痘問題實在是困擾現代女性的大難題，並且現在似乎無論哪種膚質，都難逃痘痘的迫害，讓原本一張美麗的臉孔變得難以入目，遮也遮不住，去又去不掉，看到這張臉，沒煩惱變有煩惱，小煩惱變大煩惱，怎麼辦呢？

其實最主要的原因，還是身體裡的毒素在作怪。哪裡有毒排不出去，就對應地反映在臉上了。那還等什麼，美女們快來排毒吧！

中醫認為，綠豆可解百毒，是「濟世之食穀」。雖然有些誇張，但說綠豆是排毒聖品絕不會言過其實。它能夠幫助排出體內毒素，促進身體的正常代謝。此外，它的蛋白質含量，比粳米還要多兩倍，同時富含多種維生素、鈣、磷、鐵等多種無機鹽，以及膳食纖維。而綠豆皮裡，則含有大量的抗氧化成分。

所以，愛漂亮又有毅力戰「痘」的美眉們可要堅持食用綠豆哦！

那麼，說起綠豆的做法，妳能想出幾種呢？其實，綠豆的做法非常多，食療的作用也各不相同，下面就教妳幾招。

綠豆沙

美麗材料：綠豆、蘇打水、糖各適量。

美麗烹調：

1. 綠豆清洗乾淨，加水和少許蘇打水，泡至少6個小時備用。
2. 倒掉蘇打水，把綠豆反覆淘洗乾淨，加清水煮綠豆，直到綠豆全部煮爛。
3. 用紗網過濾煮好的綠豆，在過濾出的綠豆沙上加入少許糖調味即可食用。

美麗秘方：可口甜美，清暑化痰。

綠豆水果

美麗材料：綠豆、香蕉、桃子、西瓜各適量。

美麗烹調：

1. 綠豆洗淨後，用清水泡置一夜。
2. 放在鍋中，大火煮沸後改文火煮至綠豆開花即可出鍋。
3. 將水果切塊後與綠豆花汁拌在一起即可食用。

美麗秘方：增進食慾，清新可口，營養豐富。

綠豆的食用途徑特別廣泛，倘若用綠豆和小米一起煮粥，還可以提高營養價值。綠豆的有效成分具有抗過敏的作用，可以輔助治療蕁麻疹等皮膚過敏反應，並且對葡萄球菌有抑制作用。綠豆內所含的蛋白質、磷脂均有興奮神經、增進食慾的作用；綠豆含有豐富的胰蛋白酶素，可以保護肝臟，減少蛋白分解，減少氮質血症，保護肝臟。

此外，綠豆還有顯著降脂作用，綠豆中含有一種球蛋白和多酚能夠促進人體內的膽固醇在肝臟中分解成膽酸，加速膽汁中膽鹽分泌和降低小腸對膽固醇的吸收。

綠豆在發芽過程中，由於酶的作用，促使植酸降解，有更多的磷、鋅等礦物質被釋放出來，能被人體充分的利用。綠豆在發芽時，所含的胡蘿蔔素會增加3倍，維生素B群也會增加2倍以上。歐洲人就非常欣賞綠豆芽這種食物，尤其對身材肥胖的人來說，不僅營養豐富且易飽不胖。

最後，給各位美眉們介紹一種有關綠豆很有效的止咳小偏方，如果妳正因傷風而咳嗽，不妨一試哦！

用一個長把鐵勺，倒上50g香油，在火上燒烤，起煙後往勺子裡放入幾粒綠豆，並不停地攪拌，直到綠豆變成黃色為止，等綠豆放涼後食用。服用時，要先嚼碎綠豆，再與香油一起吃下去，這樣服用兩次，咳嗽即可痊癒。

雖然大多數女生都可以放心的喝綠豆湯，沒有太多的禁忌，但是體質過於虛弱的人，還是應少喝。由於綠豆具有解毒功效，所以正在服用中藥的人也不要吃綠豆。

黑豆有利於消除「熊貓眼」

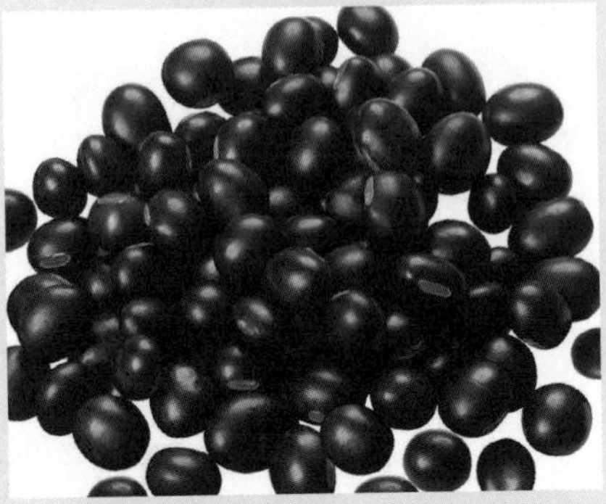

一般來說，凡是外皮呈深紫色或是黑色的食物，例如黑豆、葡萄、桑葚……都含有一種名為花青素的物質，這種物質具有很好的抗氧化作用，能夠消除女性體內的自由基，進而達到延緩衰老、美容養顏的目的，這也就是為什麼越來越多的女生開始關注黑色食品的緣故。

阿珊是一個典型的工作狂，每日繁忙的工作，迫使她常常犧牲掉自己的休息時間，每天清晨起床，睡眼惺忪的阿珊總要在鏡子前大叫幾聲，因為她發現自己的「熊貓眼」越來越嚴重了，幾乎到了與真正的熊貓難辨真偽的地步。

生活中，如果妳也有與阿珊類似的經歷，那麼妳大可不必太過於擔心，除了盡量維持充足的睡眠外，妳也可以透過食補來彌補，而最有利於消淡黑眼圈的食物非黑豆莫屬。

隨著食黑熱的興起，越來越多的人認識了黑色食品的好處，而黑豆做為黑色食品之一，怎能被愛美的妳忽視掉呢？

黑豆含有非常豐富的營養，古代許多藥典都有對黑豆具有「駐顏、烏髮、名目、淡黑」功效的記載。

現在研究發現，黑豆有很高的蛋白質且熱量很低，即使妳正處在減肥期，食用黑豆也不會讓妳增胖。且因為黑豆內所含的蛋白質高達45％，是肉類的2倍，雞蛋的3倍，牛奶的13倍，因此合理搭配，黑豆會成為非常不錯的減肥食品。

此外，黑豆內還含有近20種油酸，其不飽和脂肪酸的含量竟高達80％，可被人體吸收率也達到了驚人的93.8％，換句話說，就是只要妳吃黑豆，身體就能幾乎吸收黑豆內的全部營養物質。

黑豆內除了含有少量的植物固醇外，幾乎不含膽固醇，而植物固醇又具有抑制膽固醇生成的作用，因此，常吃黑豆對軟化血管，預防心臟病也非常有效。黑豆中含有非常多的微量元素，這些微量元素對降低血液黏稠度發揮著至關重要的作用。因為黑豆內富含較多的粗纖維，常吃黑豆的女性，通常消化功能較為發達，很少出現便秘等症狀。

一般來說，凡是外皮呈深紫色或是黑色的食物，例如黑豆、葡萄、桑葚……都含有一種名為花青素的物質，這種物質具有很好的抗氧化作用，能夠消除女性體內的自由基，進而達到延緩衰老、美容養顏的目的，這也就是為什麼越來越多的女生開始關注黑色食品的緣故。

此外，依據中醫理論，黑色屬水，而水走腎，「熊貓眼」多與腎虛有關，因此，女人常吃黑豆能夠有效淡化眼部色素沉積、消除眼部浮腫。現代女性工作壓力大，時常加班，熬夜、失眠已成家常便飯，久而久之便會出現全身乏力等不良狀況，此時，都應該適量吃一些黑豆，在彌補「熊貓眼」的同時，也可以增強人體的活力和精力。

說了這麼多有關黑豆的好處，相信愛美的妳一定已經開始蠢蠢欲動了吧！但是先不要著急，黑豆好處雖多，但挑選優質的黑豆卻不是件簡單的事。與隨處可見的綠豆、黃豆相比，黑豆相對來說不是隨處可見，所以妳在購買的時候，常常會因為不知道該購買什麼樣的黑豆，而被不法商家騙了。下面就教美眉們一些分別優質黑豆的方法。

首先，看顏色。優質的黑豆豆皮是黑色的，豆仁是白色或微黃的，不會褪色，外皮比較堅硬。而假的黑豆，顏色通常過於濃烈，會褪色，外皮很軟，容易爛。

其次，就是用手摸。一般品質較好的黑豆外表光滑，而劣質或是假的黑豆則外表較粗糙，不光滑。

黑豆是個好東西，但這個小東西卻不怎麼合群，一般不怎麼容易烹煮，即使是用來煮粥，也常常會頑固不化，很難煮熟，那麼，愛美女生們該怎麼對待這令人愛恨交加的黑豆呢？下面就給美眉們簡單介紹幾種簡便食用黑豆的方法。

黑豆桂圓紅棗湯

美麗材料：黑豆500g，桂圓15g，紅棗50g。

美麗烹調：

1. 黑豆、紅棗洗淨備用。
2. 黑豆、桂圓肉、紅棗一起放入砂鍋中，倒入三碗清水，文火蒸煮。
3. 待清水蒸煮至三分之二的時候，去掉湯面的殘渣即可食用。

美麗秘方：香甜滋潤，清爽不膩，四季均可飲用。

除了美容滋補外，另一道與黑豆有關的美味湯品還具有增強皮膚彈性、豐胸的作用，還等什麼，下面就馬上介紹給愛美的妳。

黑豆雞爪湯

美麗材料：黑豆100g，雞爪250g，鹽適量。

美麗烹調：

1. 黑豆洗淨後在清水中浸泡30分鐘備用。
2. 雞爪洗淨，放入沸水鍋中燙透備用。

3.中火，水沸後將雞爪和黑豆一起放入鍋中，撇去浮沫，再改用文火蒸煮15到20分鐘，關火放入適量的鹽和雞粉調味即可。

美麗秘方：鮮香，具有提升皮膚彈性、豐胸的作用。

除了以上食用黑豆的美味方法外，依舊給各位女生簡單介紹一下有關黑豆治病的小秘方。

經常上網或者喜歡一回家就看電視的美眉，經常會感到眼睛痠脹、乾澀，尤其是那些為了美麗帶著美瞳隱形眼鏡的女生，長時間的用眼還會出現視線模糊等不良症狀。但電腦不能不上，工作不能不做，引人入勝的電視劇不看也不成，既然主觀因素無法改變，那麼就只能選擇其他的方式來彌補眼睛啦！

黑豆養眼秘方：

妳可以買一些黑豆、枸杞、紅棗，量不需多，適量就可。洗淨後放入鍋中，配些料酒、食鹽、薑汁一起熬煮，大約30分鐘左右，至黑豆全部煮爛即可食用，每天喝兩到三碗，持之以恆，想擁有健康明亮的美眸就絕不是夢啦！

由此可見，黑豆不僅營養價值高，且具有非常大的藥用價值，是女人們不可多得的美容、保健飲食佳品，但佳品歸佳品，若飲食不當，也會給妳的健康帶來負面影響的。

不少女生一看到黑豆有這麼多好處，就會萌生出一種以黑豆為食的念頭，誤以為天天吃黑豆，對身體好，但事實上，黑豆食用過量，很容易引發高尿酸及痛風。一般來說，每日最多不應吃超過20個黑豆，每週最多食用兩次，此外，自身尿酸含量過高的美眉應盡量少吃。

此外，黑豆食用過多或食用方法不對，還會引起便秘，那麼有女生就會問了，黑豆在什麼情況下才會引起便秘呢？一般來說，黑豆引發便秘的機率並不大，但若過量食用炒製的黑豆就會引發便秘，這主要是因為黑豆炒乾後食用，其內含的蛋白質不易消化，很容易積鬱至體內，引發便秘。因此，美眉們食用黑豆時一定要將黑豆煮熟，或者直接飲用黑豆製成的豆漿，或吃食超市現成的黑豆豆製品也不錯。

黑豆雖好，但並不是所有體質的女生都適合吃食，除了自身尿酸含量過高的女生應少吃或不吃之外，腸胃系統功能不好或正在服用抗生素類藥物的女生也應避免服用黑豆，以免帶來不良影響。

菜豆幫妳「拖住」無情的時間——抗衰老

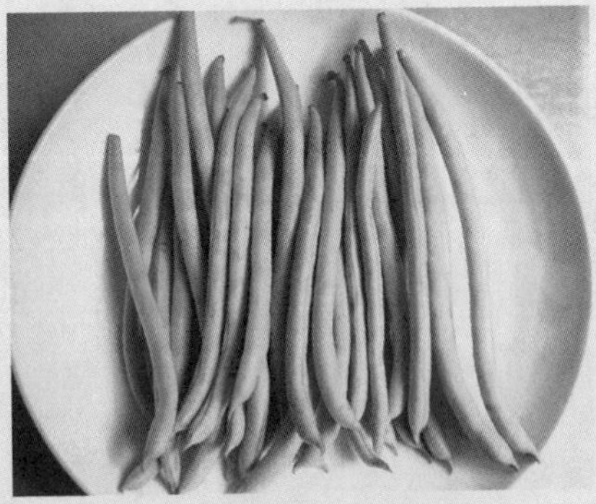

經常食用菜豆能夠促進皮膚新陳代謝的生成，緩解皮膚及頭髮的乾燥感，減緩皮膚衰老的速度。此外，菜豆中甘油的皂甙類物質還具有促進脂肪代謝的作用，對減肥也很有幫助，非常適合既擔心自己身材，又渴望維護美麗容顏的女性食用。

做為女人，妳最害怕什麼？時間。妳總是會擔心隨著時間的推移容顏不再，愛情不再……因此，只要妳有機會，總會不厭其煩的尋找各式各樣的抗衰老藥物或保養品，來為自己青春不再提前做準備。但很快妳又會發現，再好的抗衰老藥物也都存著這樣或那樣的弊端，不是化學成分過高，就是依賴性太強，不僅要犧牲健康還要花上大把大把的金錢，的確讓很多女生為此抓狂。

但努力尋求藥物和化妝品來抵禦時間的妳，怎麼沒有想到去嘗試食補的方法呢？或許，妳曾有過這樣的念頭，但卻又被繁多的食物種類的緩慢過程嚇到了。但與付出高昂的金錢和健康的身體為代價，恐怕妳還是會覺得食補更為實際一些吧！

其實，美容食品的種類雖然繁多，但想找出一種既能保健又能延緩衰老的食物也並不是件容易的事，因為女人們常常手高眼低，總是抬著頭看向那些燕窩、靈芝……卻不願低下頭尋找那些或許粗糙卻價值很高的美容食物，菜豆就是這樣常被女性朋友忽視的一種美容價值及保健價值都非常高的食物。

菜豆含有豐富的蛋白質、鈣、鐵、維生素群。經常食用菜豆能夠促進皮膚新陳代謝，緩解皮膚及頭髮的乾燥感，減緩皮膚衰老的速度。此外，菜豆中甘油的皂甙類物質還具有促進脂肪代謝的作用，對減肥也很有幫助，非常適合既擔心自己身材，又渴望維護美麗容顏的女性食用。

值得一提的是，菜豆除了美容價值不容小看外，其藥用價值也非常高，據古代醫學書籍記載，菜豆具有益腎補元氣的作用，是一種絕佳的滋補食品。眾所周知，腎臟對女人來說是非常重要的，腎不好，反映在臉上就是黑眼圈、皮膚毛孔粗糙、乾燥、臉色灰黯無光等，因此滋養好腎，也就等於做好了美容最基礎的一步。

現代醫學證明，菜豆是一種非常罕見同時具有高鉀、高鎂、高鈣且低鈉的食物，正因為菜豆的這個特性，非常適合患有高血脂、心臟病的女性吃食，一邊防止疾病，一邊還原美麗。

此外，菜豆內含有的皂甙、多種球蛋白等獨特成分，對提高人體的免疫力、增強抵抗力也有著不容忽視的作用。

因此，菜豆絕對是妳用來「拖住」時間，保健、養顏的不二食品，既然菜豆有這麼多好處，買些菜豆回家來吃是肯定的啦！那麼精打細算的理財美女們該如何挑選適合的菜豆呢？

市面上主要有兩種菜豆：青菜豆和老來少菜豆。青菜豆一般適合炒著吃，比較好熟，選的時候，盡量選擇那些顏色油綠、顆粒飽滿的菜豆，顆粒淡薄的菜豆一般不太好，且口感也差。

而老來少菜豆則比較適合燉煮，味道濃郁，購買時，要選白的、顆粒鼓的，看起來老但吃起來口感很好，營養含量也很足，千萬不要選那些已經皮鬆軟、顏色太白的菜豆，因為這些菜豆已經真的「老」了，不僅營養價值已流失殆盡，口感也很不好。

菜豆應該算得上是老百姓餐桌上的家常菜，只是不少美女不大喜歡豆類食品，而忽視了菜豆這道美味，事實上，菜豆是一種很好搭配的食物，吃法很多，下面就為各位美女簡單介紹幾種菜豆新鮮且美味的吃法。

翡翠菜豆湯圓

美麗材料：糯米粉、菠菜、菜豆、糖各適量。

美麗烹調：

1. 菠菜洗淨切成一寸長的小段，汆燙後放入攪拌機打成泥，用糯米粉、溫水與菠菜泥一起和麵，然後把麵糰揪成2公分左右大小相等的小麵糰備用。
2. 將菜豆洗淨放入高壓鍋蒸煮，煮爛後放入攪拌機打成泥，用紗布過水，然後，將菜豆泥放入油鍋中，加入適量的糖調味翻炒（菜豆與糖的比例最好控制在4：3）3分鐘左右關火備用。
3. 將剛才準備好的小麵糰按平，中間包入炒好的菜豆泥，將其盡量捏成圓形後放入清水鍋中煮熟即可食用。

美麗秘方：外表鮮綠，裡餡清香，營養含量高。

在寒冷的冬季，美眉們不妨嘗試一些下面這道美味，在實現妳小願望的同時，還能發揮溫暖身體的作用。

羊肉燒菜豆

美麗材料：羊肉半斤，菜豆300g，醬油、料酒、鹽、八角、味精各適量，大蔥一根，生薑一塊，食用油適量。

美麗烹調：

1. 菜豆洗淨去除豆筋，羊肉切成薄片備用，蔥、薑切成小塊狀。
2. 鍋中倒入適量油，燒熱，放入蔥薑、八角爆香，加入少許醬油、料酒、雞湯（沒有時間煲雞湯可以選擇購買一個高湯塊代替），放入羊肉，待羊肉快熟時下入菜豆，並開大火燉煮，10分鐘後，關火，加入適量的雞粉、鹽調味即可食用。

美麗秘方：香氣濃郁，營養豐富。

菜豆的藥用價值和營養價值都很高，因此，精打細算的美麗達人們千萬不要輕易錯過屬於菜豆的那些健康小秘方。

菜豆枸杞湯

將菜豆洗淨在清水中浸泡30分鐘，隨後將浸泡好的菜豆放入沸水鍋內與蔥、薑、蒜、料洒一起蒸煮1個小時左右，出鍋前10分鐘放入枸杞並加入少許鹽及味精調味即可。

每天堅持喝上一碗菜豆枸杞湯，養顏的同時還可以發揮減肥塑型的功效，多麼美好！

綜合上面所述，妳是否開始喜歡上菜豆這小東西了呢？愛美的妳時常吃一些菜豆，對身體是非常有益的，不過儘管菜豆益處多多，吃菜豆的時候還是要多注意菜豆的食用方法，若食用不當很有可能帶來負面影響。

大多數女生在烹煮美味的菜豆時，都會忽略掉要剔除豆筋，或是乾脆貪圖省事不剔除豆筋，這種做法是非常錯誤的！烹煮前若不剔除豆筋，菜豆不易熟不說，還會對腸胃系統造成損傷，引起消化不良或者便秘等不良症狀。

此外，烹煮菜豆時一定要確保菜豆完全煮熟後再食用，因為吃不熟的菜豆會中毒，如果妳是忙碌的上班族女性，沒有大量的時間對付難搞的菜豆，也可以在烹煮前將菜豆放進微波爐裡轉幾分鐘，這樣菜豆就非常容易煮熟了。

糙米生活 vs.「細膩」膚質

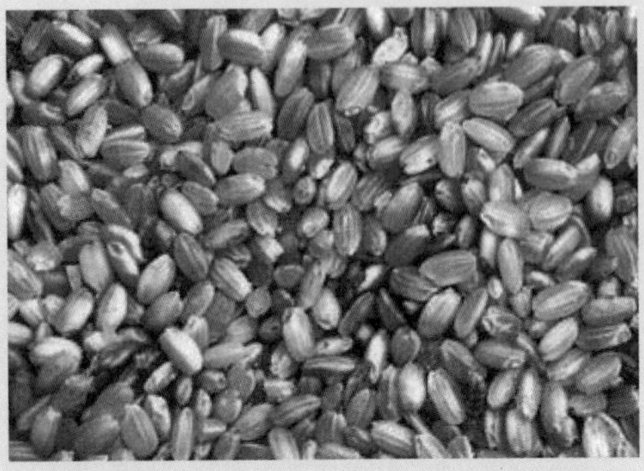

糙米的諸多益處，它能夠明顯改善您的膚質，這主要是因為糙米中所含的纖維素加速腸部蠕動，發揮了促進排便排毒的作用，這樣可以減少患得暗瘡等皮膚病機率；再有，糙米還具有利尿消腫的作用，可以讓皮膚變得細膩均勻；對您的皮膚來說，糙米中富含的大量維生素E及維生素B群，能夠有效地抵抗氧化作用，消除自由基，發揮保護皮膚、延緩衰老的作用。此外，糙米中含有大量的鐵、鎂元素，能有效的塑型，有著減肥的作用。

粗糧的好處，已經被越來越多的人所熟知，但是大部分人只知道粗糧有益於腸胃健康，但卻很少有人知道，粗糧對於女人的真正功效還是在於它能夠由內而外的幫助女性朋友調理內分泌系統，讓女人們的膚質越來越細膩，如果妳相信的話，就可以為自己制訂一個粗糧計畫，嘗試一下，其效果絕對勝過任何一種有機化學化妝品。

粗糧中的很多食物都具有美容的功效，而現在主要介紹一些人們日常生活接觸比較多的糙米。

那麼，從沒有食用過粗糧的美眉肯定要問了，什麼是糙米呢？

糙米其實就是指只剝去了外殼，其他都保留下來的全穀粒。這類米因為沒有經過精緻加工處理，所以保留了皮層糊粉層和胚芽。因此，口感相對精米而言比較粗糙，且不易蒸煮，一般要先用清水浸泡一段時間後，再用高壓鍋蒸煮半個小時左右才能食用。

此時，可能又會有美眉提出疑問了，既然是粗糧，那麼可否用麵包店隨處可見的全麥麵包代替糙米呢？其美容效果一樣嗎？

與全麥相比，糙米的蛋白質含量相對較少，但是店裡出售的全麥麵包的蛋白質含量大都沒有糙米內的蛋白質品質高。糙米內的蛋白質主要來自於精米蛋白，氨基酸的組成也相對比全麥完整，更有益於人體的消化及吸收，可以在短時間為人體提供大量的能量。

其實，糙米與精米都是屬於食用米，但精米因為經過了精緻加工處理，其內部的維生素、蛋白質、纖維素等都會隨著精細化的處理越變越少。

據有關調查發現，糙米內鈣的含量是精米內的鈣含的1.7倍；鐵含量是精米的2.75倍；維生素B_6含量是精米的12倍、維生素B_1含量是精米的10倍；纖維素含量是精米的14倍……看到以上的研究資料，妳就不難知道為什麼會有「常吃精米會吃出病來」的說法了。

經常食用糙米可提高人體的免疫力，促進血液循環，有著穩定情緒/消除不良煩躁情緒的作用，對預防心臟病、便秘等有顯著功效。

糙米的諸多益處，它能夠明顯改善您的膚質，這主要是因為糙米中所含的纖維素加速腸部蠕動，發揮促進排便排毒的作用，如此可減少患得暗瘡等皮膚病的機率；再說，糙米還具有利尿消腫的作用，可以讓皮膚變得細膩均勻；對您的皮膚來說，糙米中富含的大量維生素E及維生素B群，能夠有效地抵抗氧化作用，消除自由基，有著保護皮膚、延緩衰老的作用。此外，糙米中含有大量的鐵、鎂元素，能有效的塑型，有著減肥的作用。

無論妳是長期坐辦公室的OL，還是宅在家裡每天面對電腦十八個小時的自由職業者，多吃糙米一定會給妳帶來意想不到的結果，堅持一季的時間，妳就會發現皮膚得到明顯的改善，身體體質也在不經意間越變越好了。

因此，生活中，建議愛美的妳應多食用糙米，下面就馬上為愛美的妳介紹一道用糙米烹製的美味佳餚，相信一定能讓妳大飽口福。

糙米雞湯

美麗材料：小公雞一隻、糙米100g、米酒100ml、紅棗12顆、枸杞10g、薑片2片、鹽1小匙、水1500ml。

美麗烹調：

1.預先將雞肉切塊用熱水燙熟備用，糙米泡水至少5小時以上備用。

2.將糙米與水用果汁機打成米漿；

3.將米漿和雞肉放入電鍋中，再加入其他所有材料（鹽除外），再加入適量的水；

4.燉煮半小時即可。

美麗秘方：這道菜尤其適合每日都要處理繁忙工作的妳，它具有養胃、暖胃、美容養顏的作用。

還等什麼，現在就馬上動手犒勞一下辛苦一天的自己，在享受美味的同時，感受糙米帶給妳的健康生活吧！

但需注意：糙米因為沒有經過深度加工處理，因此多吃不易吸收，日常生活中，建議妳採用混搭的方法烹煮糙米，比如放一半精米加一半糙米，這樣在口感上不僅中和了糙米的粗糙感，還可以越吃越健康。此外，患有慢性胃炎的美眉應少吃糙米，一週不要超過兩次為佳。

女人大愛滋補粗糧——山藥

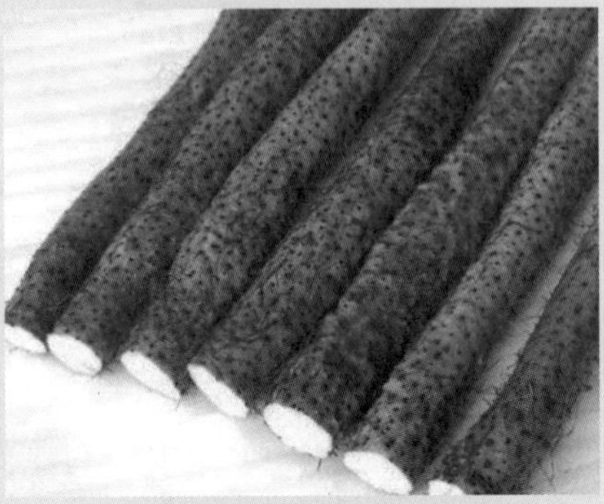

山藥因其營養豐富，供應時間長，適口性強，是深受女生們喜愛的塊莖類粗糧。它除了具有較廣泛的食用價值外，還有較豐富的藥用價值。山藥藥性平和，具有健脾益氣、補肺潤燥的功效。凡久病之後食慾不振、倦怠乏力肺氣虛燥、皮膚乾燥等症，用之皆見效。山藥煮湯，還能補腎。

山藥應該是女生們比較常見且常吃的粗糧之一，除了香糯的口感外，不少女生對山藥的滋養功效也略懂一點，尤其適合在秋天食用。愛美的妳如果也想在深秋季節，既享受美食又滋補身體，還原美麗，那麼怎能錯過這功效顯著的山藥呢？

山藥因其營養豐富，供應時間長，適口性強，是深受女生們喜愛的塊莖類粗糧，山藥除具有較廣泛的食用價值外，還有較豐富的藥用價值。山藥藥性平和，具有健脾益氣/補肺潤燥的功效。凡久病之後食慾不振、倦怠乏力肺氣虛燥、皮膚乾燥等症，用之皆見效。山藥煮湯，還能補腎。

另外，山藥中含有大量的蛋白質、各種維生素和有益的微量元素、醣類。除此之外，它還含有較多的藥用保健成分，如：黏多醣、尿囊素、山藥素、膽鹼、鹽酸多巴胺等，是營養價值很高的藥食同源食品，能供給人體大量的黏質蛋白，預防心血管系統的脂肪堆積，保持動脈血管的彈性。山藥有健脾、補肺、固腎的功效，山藥含有豐富的多醣，具有一定的藥理活性，它可以刺激免疫系統，增強人體抵抗力。

就山藥的烹煮而言，它既可以做主料，又可以做配料；既可以做熱菜，又可以做冷菜，既可以烹製甜品又能成為家常菜餚的輔料。它具有提高菜品品質、增強菜品口感的作用。

接著，就讓我們來看看如何挑選優質美味的山藥吧！

美眉們在挑選山藥時最好選擇莖幹筆直、粗壯的、一般30公分的長度比較適合，拿到手中要有一定的份量，這樣的山藥才是經過充分的生長，是含有很高營養的成熟山藥。此外，若山藥的肉已經發紅或是汁液變得像水一般稀釋，也就說明山藥已經變質或老化，盡量不要購買。

山藥酒

美麗材料：鮮山藥350g，黃酒2000ml，蜂蜜適量。

美麗烹調：山藥洗淨、去皮，切片備用；將500ml黃酒倒入鍋中煮沸，放入處理好的山藥，煮沸後將剩餘的1500ml黃酒慢慢倒入鍋中；山藥熟後取出，在酒汁中加入適量蜂蜜即可。

美麗秘方：這種山藥酒健脾益氣，主治咳嗽等症狀。

冰糖山藥

美麗材料：山藥1500g，冰糖、清水適量。

美麗烹調：山藥洗淨、去皮切成方塊，在鍋中放入適量的冰糖、清水大火煮沸後改成小火煮爛（大概40分鐘）即可食用。

美麗秘方：山藥軟滑香嫩，有健脾除濕、益肺固腎的作用。

除此之外，山藥能生津潤燥，有滋養皮膚、毛髮的作用，所以具有一定的美容作用。秋季皮膚非常容易乾燥、脫皮，也是脫髮的季節，這個季節，女生常常面臨容顏失華的危險，所以應該多吃些山藥，依次來滋養皮膚和毛髮。可用來煮粥，早晚各喝一次。

山藥渾身是寶，可謂是人見人愛，雖然食用起來禁忌不多，但還是有些小細節需要美眉們注意。山藥不能和鯽魚一起吃，山藥與鯽魚屬於相剋食物，如果一起吃就會給身體帶來不良反應。感冒或者便秘的人千萬不要吃山藥，山藥有很強的收斂作用，因此感冒和便秘的人吃了後只能加重病情。

紫米——明眸閃亮不是夢

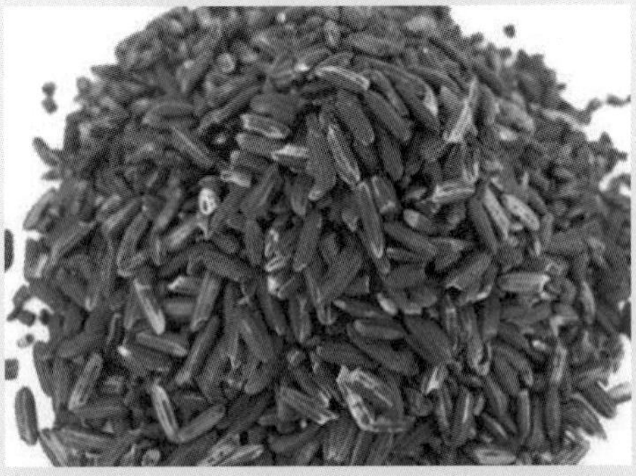

紫米是稻米中的珍品，也是近年來國際上非常推崇的健康食品之一，與日常生活中一般的稻米相比，紫米不僅含有較高的蛋白質，還含有人體內多種必需的氨基酸成分。大量的且種類繁多的微量元素及維生素可以有效改善視力，調劑人體的新陳代謝。除此之外，紫米內也含有大量的礦物質，如鐵、鎂、硒、鋅等，所以在民間，紫米也如同黑米一般有「藥米」之稱，其營養價值非常之高，是健胃補脾，清目明眸的不二補品。

對著鏡子靜靜地凝視幾分鐘，然後告訴自己，妳是否滿意自己的眼睛，是不是覺得自己的眼睛不夠有神，如果妳有類似的感慨，或者因為視力不好而不得不終日與近視眼鏡相伴，影響美麗，卻找不到合適的解決辦法，那麼就趕快買點紫米為自己做幾道美味可口的明眸紫米菜餚吧！

生活中，很多美眉一提到紫米都可能會認為紫米就是黑米，但事實上，紫米與黑米雖然都屬於糯米類，顏色也相近，但是成分和功效是不同的，口感上，紫米也更黏糯一些，各位聰明的美眉一定要清楚的知道這一點。

紫米是稻米中的珍品，也是近年來國際上非常推崇的健康食品之一，與日常生活中一般的稻米相比，紫米不僅含有較高的蛋白質，還含有人體內多種必需的氨基酸成分。大量的且種類繁多的微量元素及維生素可以有效改善視力，調劑人體的新陳代謝。除此之外，紫米內也含有大量的礦物質，如鐵、鎂、硒、鋅等，所以在民間，紫米也如同黑米一般有「藥米」之稱，其營養價值非常之高，是健胃補脾、清目明眸的不二補品。

不過如果妳要是以為紫米的保健作用僅此而已就大錯特錯了，除了能夠調節內分泌、保健眼睛之外，紫米內也富含大量的膳食纖維，經常食用，可有效減少患得膽固醇及心臟病的機率，讓聰明的妳在美麗的同時越吃越健康，越吃越長壽。膳食纖維能夠降低血液中膽固醇的含量，有助預防冠狀動脈硬化引起的心臟病。

綜合上面所述，如果妳渴望擁有明亮的雙眸，且又有點小貪心的想同時獲得健康，那麼千萬不要錯過美味健康的紫米哦！既然紫米的好處多多，且能夠幫助美眉實現美麗的夢想，那麼如何才能挑選到優質的紫米，吃得健健康康、漂漂亮亮呢？

其實，很簡單，只要妳所挑選的紫米大小均勻、顆粒飽滿，基本上都屬於優質紫米。此外，很多美眉在購買紫米的時候都會擔心自己所挑選的紫米是上色後的「黑心」米，尤其是當淘洗米之後發現紫米褪色時，這種擔憂更會加重，但事實上，紫米與黑米相同，在浸水後都會出現輕微的褪色，褪色後的淘米水多半成深紅色，專家指出這樣的現象是非常正常的。但值得提醒的，如果妳所買的紫米在淘洗之後，褪色嚴重，淘米水成深黑色偏渾濁，那麼很不幸的要告訴妳，妳所購買的紫米就是妳千方百計也沒躲過的「黑心」米。

說完了如何辨別紫米的真偽之後，就要說說紫米的烹煮方法。一般來說，紫米與黑米類似，多半會用來烹製粥食，也有少部分人會用紫米與白米搭配蒸發食用，下面就為各位姐妹們簡單的介紹兩種美味的紫米香粥。

百合紫米粥

美麗材料：百合50g，紫米100g，砂糖適量。

美麗烹調：

1. 將紫米洗淨放入清水中浸泡3～5個小時備用。
2. 將百合用清水洗淨撈出備用。
3. 在電鍋中加入適量的清水，將處理的好的紫米放入鍋中，蒸煮15分鐘後加入洗淨的百合，再一起蒸煮20分鐘，粥熟後根據個人口味加入適量的砂糖即可食用。

美麗秘方：味道清淡甜美，樣式美觀，具有滋陰補肺、清目的作用。

薏仁紫米粥

美麗材料：薏仁100g，紫米100g，砂糖適量。

美麗烹調：

1. 將薏仁與紫米洗淨放入清水浸泡3個小時備用。
2. 將處理好的薏仁與紫米一起放入鍋中蒸煮20～30分鐘，熟後加入適量的砂糖即可食用。

美麗秘方：味道清淡甜美，具有美白的作用。

怎麼樣，愛美的妳是不是也已經對這兩款粥動心了呢？那就趕快行動吧！不過日常生活中，紫米除了可以烹製美味的粥品之外，還具有一定的藥用價值，早在《本草綱目》及《神農本草經》中就有對紫米的記載，說紫米具有健胃消食、補中益氣的作用。下面就為各位美眉介紹一種與紫米有關的日常偏方。

將紫米洗淨浸泡6個小時後放入鍋中蒸煮，15分鐘後，放入適量洗淨的山楂，直至煮熟起鍋，每日兩次食用，具有健胃消食助消化的作用，是有減肥打算或者腸胃消化功能不好的美眉的不錯選擇，如果恰巧妳最近時常出現胃脹等消化不良現象，不妨一試。

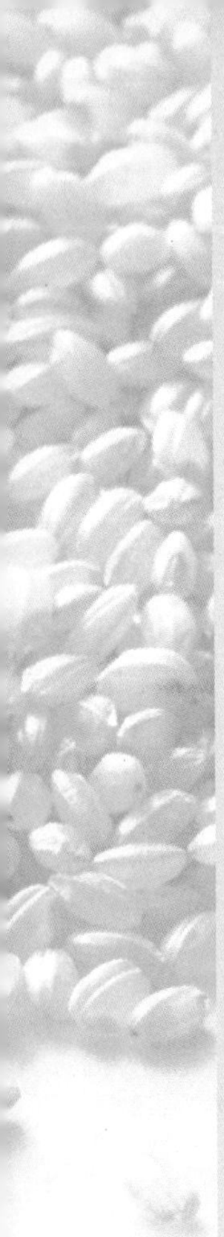

Cereals

Beans

Stem

3

「粗」出來的窈窕身材

妳渴望在夏季陽光照射的沙灘上，穿著性感的比基尼大展火辣身材嗎？妳希望即使在嚴寒的冬季，穿上厚厚的棉衣，依然完美身形盡現嗎？如果妳有這樣的願望，卻一直因為略顯肥胖的體型而久久沒能實現，那麼，現在妳實現願望的機會終於來了，只要妳花點時間看看下面的章節，就不難找到適合自己且健康、純天然的減肥之法，持之以恆，一定會讓妳為自己驚豔哦！

芋頭吃出優雅身材

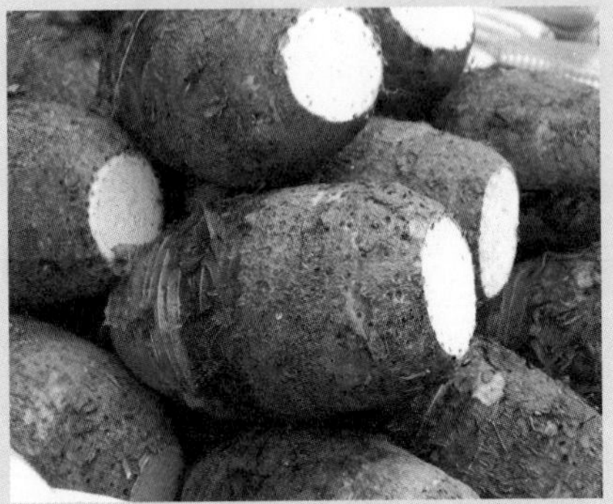

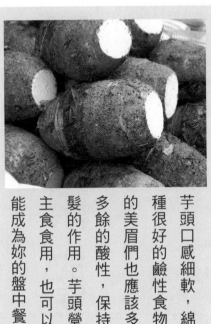

芋頭口感細軟，綿甜香糯，營養價值遠高於馬鈴薯，是一種很好的鹼性食物。因此，有很多應酬，時常抽菸、喝酒的美眉們也應該多吃些芋頭，芋頭內含鹼性可以中和體內多餘的酸性，保持人體酸鹼平衡，產生美容養顏、烏黑頭髮的作用。芋頭營養豐富，食用起來也很方便，可以做為主食食用，也可以做為配菜食用。一年四季，時時刻刻皆能成為妳的盤中餐。

漂亮的妳有沒有想過如何才能將自己的美麗更完美的展現在他人面前呢？除了外貌外，優雅的身材和氣質也是必不可少的，氣質可以透過後天的培養達到，但優雅的身材要怎麼樣塑造呢？

如果妳早已厭倦了各種的美體塑型藥物和複雜的訓練計畫，沒有足夠的時間每日靜心練習瑜伽修身養性，那麼不妨選擇食補吧！沒錯，妳完全沒有看錯，就是食補，讓妳吃出優雅身材，這絕對不是誇大其詞，也不是虛張聲勢，而是確確實實的事情，只要妳時常吃芋頭，做一個優雅的美麗達人就絕不會只是夢想。

芋頭口感細軟，綿甜香糯，營養價值遠高於馬鈴薯，是一種很好的鹼性食物。因此有很多應酬，時常抽菸、喝酒的美眉們也應該多吃些芋頭，芋頭內含鹼性可以中和體內多餘的酸性，保持人體酸鹼平衡，產生美容養顏、烏黑頭髮的作用。

芋頭營養豐富，食用起來也很方便，可以做為主食食用，也可以做為配菜食用。一年四季，時時刻刻皆能成為妳的盤中餐。

此外，芋頭內還含有多種礦物質，氟的含量也很高，因此常吃芋頭還能有著清潔、美白牙齒的作用。芋頭內含有一種天然多醣分分子植物膠體，這種膠體對脂肪具有抑制作用，能夠重塑人體內的脂肪分布，這也就是為什麼常吃芋頭能夠達到塑型功效的原因所在。

女人常吃芋頭還能增強身體的免疫力，這主要是因為芋頭內含有一種黏液蛋白，被人體吸收後能生成一種對人體有益的免疫球蛋白，可以提高人體的抵抗能力，對癌症等也具有一定的預防功效。

常吃芋頭，用芋頭代替主食，可以減少人體對脂肪的攝取，芋頭內含的膳食纖維、維生素等能夠恢復、提升女性皮膚的彈性，讓妳的身體越長越勻稱。

芋頭不僅營養豐富而適合女生們食用，還因烹製簡單、口感甜香適合女生食用。但想要吃到細軟的甜芋頭，美麗的妳就要花些心思用在挑選上等芋頭上。

一般來說，外形勻稱，表皮沒有爛點，重量較輕的芋頭屬於上品，如果妳是個精打細算的理財女，也可以在挑選芋頭的時候，用沾了水的手，去摩擦芋頭的切口處，如果出現白色粉末，則說明這個芋頭一定是那種口感香軟的上等芋頭，這種鑑別方法相對於用直觀法來看要更準確，也能確保妳不會花冤枉錢而買到口感不好的芋頭。

說起吃芋頭，大多數美眉肯定先想到的就是清蒸芋頭或者拔絲芋頭，對打算經常吃芋頭來說的美眉難免有點單調，因此，特此為「挑剔」的妳介紹一種非常簡便且很具特色的食用芋頭的方法。

翻沙芋頭

美麗材料：芋頭2個，白砂糖1杯。

美麗烹調：

1. 芋頭去皮，洗淨切條，放入油鍋中，以小火炸熟撈出。
2. 將白砂糖放入鍋中，加入冷水後將芋頭回鍋，以小火翻炒至糖全部融化，且均勻的包裹在每根芋頭條上即可起鍋食用。

美麗秘方：營養可口，香酥甜軟。

此外，將芋頭洗淨切塊與米熬粥，經常食用還具有美白的功效，不信妳可以試試看。

不過，值得一提的是，妳在家中烹煮芋頭時，一定要切忌不要在芋頭未成熟前加鹽或者糖，因為芋頭是一種比較「固執」的食物，在它沒有熟之前放鹽和糖，就會使芋頭過早吸收調味料，不容易香酥甜軟，反而更容易變硬，影響口感。

由此可見，芋頭的確是渴望成為優雅女人的不二食物，但芋頭也並不是適合所有的人食用，體質過敏者、腸胃虛弱的人在冬季都不宜吃芋頭。

此外，芋頭也不能生吃，無論是哪種芋頭都不可以生吃，芋頭未成熟前會含有少量的毒素；芋頭也不可以與香蕉一起服用。很多美眉會一邊蒸煮芋頭一邊順手拿了根香蕉吃，等芋頭熟後，又開始吃芋頭，但是沒過多久，就覺得胃脹得難受，還以為是自己吃得太多，事實上，就是芋頭與香蕉作用後產生的不良後果。

瘦一點，就是這麼簡單——紅薯減肥

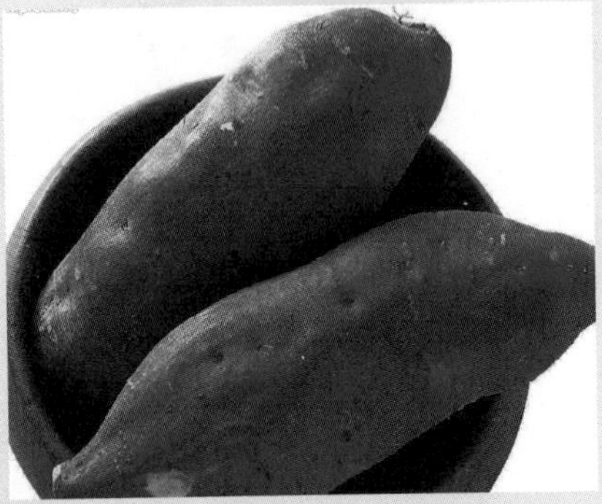

紅薯口味甜美，含有豐富的碳水化合物、膳食纖維以及鉀、鎂、銅、鈣等微量元素。試想一下，在寒冷的冬季，吃上一個熱乎乎的烤紅薯，既美味又給身體補充了所需的營養，還能邊吃邊減肥，真是人間一大享受啊！

妳最近常常為身材不夠苗條而煩惱不已嗎？妳時常挨餓節食，飽受美食在眼前卻不能吃的痛苦嗎？如果妳渴望擁有苗條、曼妙的身姿，又不想就此與減肥藥、野菜湯為生，那麼不妨給自己注入些新的減肥理念吧！比如，試試看紅薯減肥。千萬不要小看了紅薯的能力哦！紅薯內含有非常豐富的醣、蛋白質、維生素C和多種維生素，其中胡蘿蔔素、維生素E和維生素C的含量更是高的驚人，尤其是紅薯中特有的賴氨酸成分，更是一般食物如白米、麵粉中缺少的。就紅薯的營養價值而言，絕對堪稱糧食和蔬菜中的佼佼者。

紅薯口味甜美，含有豐富的碳水化合物、膳食纖維以及鉀、鎂、銅、鈣等微量元素。試想一下，在寒冷的冬季，吃一個熱乎乎的烤紅薯，既美味又讓身體補充了所需的營養，還能邊吃邊減肥，真是人間一大享受啊！不要覺得紅薯個頭不大、貌不驚人，它所含的維生素B群、賴氨酸、胡蘿蔔素可以促使皮膚細胞正常成熟，抑制皮膚細胞異常分化，具有消除有致癌作用的自由基的生長，增強人體免疫力的作用。紅薯內含的大量鉀、鎂物質還可以發揮維持人體內離子平衡的作用，進而減緩女性因年齡增長而造成的鈣質流失。

除此之外，紅薯的熱量也非常低，只有等重白米的30%，幾乎不含脂肪和膽固醇，且能夠有效抑制人體內的糖轉化成為脂肪，非常利於想要健康或正處在減肥期間的美眉們食用。再加上紅薯內含較豐富的膳食纖維，可以刺激腸胃蠕動，加速食物的消化和吸收，如果妳對自己的小腹不夠滿意，覺得小腹過於臃腫，那麼不妨多吃些紅薯，它能夠幫助妳的腸胃快速吸收堆積在內的食物，也能夠消除多餘的脂肪。

由此可見，吃紅薯不僅不會讓妳發胖，相反還是一種理想減肥方法。紅薯含有的熱量和脂肪低到幾乎沒有，所以愛美的妳可以盡情的放心食用，此外，紅薯內含的微量元素還可以抑制體內糖分的轉化，減少人體內脂肪數量，進而發揮減肥的作用。值得一提的是，紅薯內含一種類似雌性激素的物質，能夠讓妳越吃越有女人味，且對保護皮膚、延緩衰老都具有顯著功效，就像是上天專門送給女人的食物一般。看來紅薯還真是女人的「寶」啊！話不多說，下面趕快教各位美眉如何挑選口感好、品質佳的紅薯吧！

紅薯非常常見，一般菜市場都有出售，大多數女生在購買紅薯時一般都選擇「盲拿」的方式，就是不知道哪個好，隨便一拿便是，認為紅薯都差不多，再加上外皮有很多泥土，也不願意下手去仔細觀察。但是，為了能夠吃到營養含量高，味道又好的紅薯，建議妳最好還是暫時犧牲一下乾淨的小手，對將要帶回家的紅薯多點耐心哦！

通常，最好選擇外皮有光澤沒有黑斑點且沒有長芽的紅薯，因為長斑或長芽的紅薯通常口感欠佳且容易有種怪味，影響食慾，而外皮有光澤則說明這個紅薯生長的很好，吸收的營養成分很多，其所含的營養物質也很多。看吧，其實很簡單，多點耐心，就能吃到香甜可口的紅薯嘍！

媽媽輩的人，流傳著這樣一句話——「紅薯做菜，越吃越愛」，的確，紅薯生吃則脆甜，熟吃則甜軟，既可以做為主食，又能當作蔬菜食用，吃法多變，其貌不揚的紅薯，經妳那一雙巧手烹調，立即就能夠變成餐桌上的美味佳餚。下面就給準備與紅薯結伴的女生們，介紹幾種獨特烹調紅薯的方法吧！

冰天雪地

美麗材料：紅薯、霜淇淋、巧克力醬（或者其他妳鍾愛的果醬也可）、麵包、糖各適量。

美麗烹調：

1.紅薯切片，用保鮮膜包好，隔水蒸30～40分鐘，出鍋後帶著保鮮膜晾5～6分鐘備用。

2.將晾好的紅薯放在玻璃碗中，打開保鮮膜將紅薯片疊在一起。並在上面挖個小洞，將準備好的霜淇淋放入小洞內，再將玻璃碗反扣在妳已經準備好的容器中（容器由妳的喜好來定，可以是霜淇淋杯，也可以是其他妳鍾愛的形狀杯子或盤子），在上面淋上妳準備好的巧克力醬或其他果醬即可。

美麗秘方：適合夏季的小冷飲，給身邊的姐妹或男友準備一份，一定會讓他們對妳刮目相看哦！

除了能夠給妳帶來冰爽感覺的「冰天雪地」外，這邊還為妳準備了一道「含情脈脈」，在寒冷的冬季，與心愛的他一起吃這樣一道早餐，不浪漫都不行！

含情脈脈

美麗材料：紅薯一個（具體量依個人來定），牛奶半斤。

美麗烹調：

1. 紅薯洗淨切成薄片放入冷水中去除味道。
2. 將處理好的紅薯放入沸水鍋中蒸煮至熟爛收鍋備用。
3. 將煮爛的紅薯片打磨成紅薯泥，加入適量的牛奶再放入鍋中煮2～3分鐘即可食用。

美麗秘方：溫暖甜軟，真的會有含情脈脈的感覺，不信可試試看吧！

怎麼樣，紅薯烹製的佳餚不錯吧！相信妳已經開始愛上紅薯了吧！不過，紅薯雖好，但想要健康與身材雙收的妳，還要注意謹防飲食的錯誤。

眾所周知，紅薯是可以生吃的食物，實際上，紅薯生吃是要看自身情況的，脾胃虛弱的女生就不太適合生吃紅薯。此外，紅薯也不能夠與柿子一起吃，兩者一起進食，會在胃中產生不良反應，難以消化形成硬塊，嚴重時還會造成胃出血或胃潰瘍。如果嘴饞的妳不小心這樣誤食了，就一定要馬上去醫院就醫。

紅薯雖好，但也不能吃得太多，很多年輕的女孩就常常犯這樣的錯誤，一知道某種事物對身體、美容有幫助，就開始吃一堆，結果不但沒有發揮應有的保養作用，反而吃壞了身體。紅薯也是如此，偶爾食用可以減肥、美容、保健，但食用過多則會給身體帶來不適，輕則腹脹、放屁，重則嘔吐酸水。

因此，聰明的妳一定要有節制的食用紅薯，此外，為了避免食用紅薯後造成胃酸過多而難受，妳也可以在食用紅薯的過程中，搭配一些小鹹菜，這樣既美味又健康。

粗糧美眉的「腰精」夢——每日一燕麥

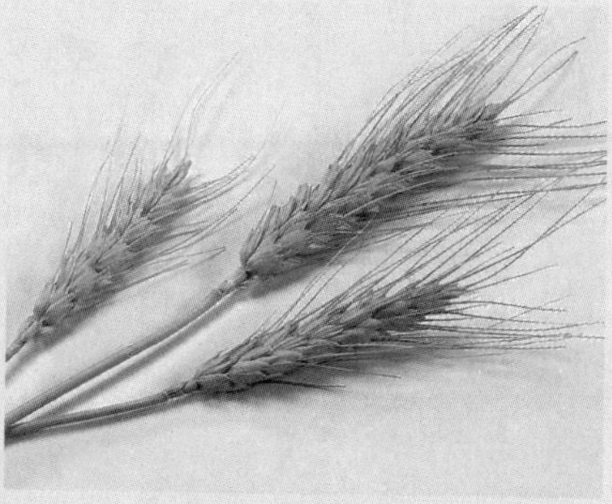

燕麥渾身都是寶，不但營養豐富，而且具有相當高的藥用作用。燕麥中所含的蛋白質含量是小麥、玉米、高粱、穀子等多種糧食之首；其釋熱量、磷、鐵、鈣以及可溶性纖維素的含量都非常高。此外，燕麥內含有豐富的維生素B群和鋅，它們對醣類和脂肪類的代謝具有調節作用，可以有效地降低人體中的膽固醇。經常食用，不僅能讓愛美的妳越吃越苗條，對心臟病等還具有一定的防範作用。

每到夏天都是美眉們大展身材的時候，脫下冬季厚厚的服裝，終於可以穿上那些漂亮又盡展腰線的衣服，看著大街小巷上到處都洋溢著春季的氣息，女生們個個猶如盛開的花朵暗自爭奇鬥豔，此時總是覺得腰線不夠精細而穿著平凡的妳，是否會有點小小的不甘心呢？路過街邊的櫥窗，看著那些性感、漂亮的服飾，妳是否早有一種想穿來一試的衝動呢？

如果妳也渴望成為春夏街邊的一道風景，又不想因為水桶腰而被人取笑，那麼，趕緊投入燕麥「腰精」一族吧！

燕麥是都市ＯＬ早餐桌上最常見的食品，大多數女生都只知道常吃燕麥對身體很好，卻並不清楚燕麥內究竟含有多少營養物質，到底有什麼具體的功效。下面就來為愛美的女生們詳細介紹一下燕麥，讓妳在吃燕麥之前對這個小東西有一個充分的瞭解。

燕麥是一種低糖、高營養、高能量，是較受現代女性歡迎的食物之一。燕麥經過精細加工製成麥片，吃起來非常方便，而且口感也較加工前變得更加細膩，更能符合女生們挑剔的口味。

燕麥渾身都是寶，不但營養豐富，而且具有相當高的藥用作用。燕麥中所含的蛋白質含量是小麥、玉米、高粱、穀子等多種糧食之首；其釋熱量、磷、鐵、鈣以及可溶性纖維素的含量都非常高。此外，燕麥內含有豐富的維生素Ｂ群和鋅，它們對醣類和脂肪類的代謝具有調節作用，可以有效地降低人體中的膽固醇。經常食用，不僅能讓愛美的妳越吃越苗條，對心臟病等還具有一定的防範作用。

臨床醫學實驗證明，每天吃大概50g左右的燕麥，就可以使每百毫升血液中的膽固醇、甘油三酯分別下降76mg，這對曾經因膽固醇過高而苦惱的女性來說，絕對是一個驚人的數字，甚至勝過了進口降醇藥物，且沒有任何副作用。

即使妳尚沒有這類的困擾，但如果妳經常熬夜，時常應酬，以「菸酒」對人生，那麼妳就要開始堅持每日吃些燕麥了，一方面預防體內膽固醇偏高，另一方面，也能夠彌補妳日益變形的身材和越來越不讓妳滿意的「水桶腰」。

由此看來燕麥還真是好東西呢！不過超市裡琳瑯滿目的種類卻讓很多美眉無從下手。快來一起看看選擇優質燕麥的方法吧！

最簡單的方法就是看名字和成分。市場上有些麥片的成分表裡含有小麥、玉米、大麥等成分，這樣的麥片和燕麥片不是同種東西。在麥片上主要有「純燕麥片」、「營養麥片」兩大類，兩類產品的不同之處在於「純燕麥片」的包裝上一般沒有成分表，而「營養麥片」的包裝上標有成分表，通常含有小麥、大麥、麥芽糊精、砂糖、奶精等。姐妹們選購的時候一定要看仔細了，選擇「純燕麥片」，別被「營養麥片」四個大字弄花了眼。

再來就是挑選散燕麥的時候，一定要仔細觀察燕麥的形狀，純燕麥片是燕麥粒軋製而成，呈扁平狀，直徑大小相當於黃豆粒，形狀完整。

最後也是最簡單的辦法，就是看包裝。純燕麥一般包裝簡單、樸素。包裝上沒有成分表，不含其他穀物，以及奶精、麥芽糊精、香精等調味劑。這些產品沒有花俏的行銷，也沒有添加任何合成物質，是真正的天然燕麥片。

也許那些有著時尚包裝的營養燕麥片更吸引妳的目光，而那些包裝樸素、樣子平淡的產品並不吸引女生們的視線，嚐起來可能口感也沒有那麼好吃，煮起來也比較麻煩，但請注意，這才是純天然產品的特色，才能夠實現妳變身美麗「腰精」的夢想。

含有燕麥的飲食結構有助於長期控制能量攝取，緩慢消化碳水化合物對血糖的影響。燕麥纖維還可減輕飢餓感，自然就有助於減輕體重。如今大多數注重生活養生的美眉都把燕麥列入日常食譜，既補充營養又控制食慾，何樂而不為呢！下面就來給各位女生介紹幾種美味可口的烹調燕麥方法，保證妳一吃難忘哦！

燕麥牛奶布丁

美麗材料：燕麥片60g，鮮奶500g，全蛋4個，細砂糖100g，葡萄乾適量。

美麗烹調：

1. 先取1／2的鮮奶煮沸，沖入燕麥中拌勻備用。
2. 剩餘的1／2鮮奶加熱至40℃時，加入全蛋和細砂糖，用打蛋器同方向攪拌均勻，隨即過篩兩次。
3. 將燕麥布丁液倒入杯中，蓋上一層保鮮膜，放入電鍋中蒸12分鐘即可。
4. 取出後放入葡萄乾即可。

美麗秘方：爽口迷人，甜食小點。

麥芽燕麥脆餅

美麗材料：燕麥片100g，紅糖25g，雞蛋1個，麥芽糖2大匙，葵花籽油30g，鹽1g。

美麗烹調：

1. 材料依序放入容器，攪拌均勻。靜置20分鐘，使混合後的麵糰更入味。
2. 烤盤鋪上不沾布，用湯匙舀至烤盤上，以叉子壓平。
3. 放入預熱好的烤箱中，於170℃烤20分鐘，出爐。

美麗秘方：老少皆宜，酥脆不膩。

燕麥不僅營養豐富，而且藥用價值也很高。對諸如動脈硬化、心臟病等危害性極強的疾病均有預防和輔助療效，還等什麼，現在就來看看燕麥還有些什麼有益健康、養顏的小秘方吧！

燕麥精油，這四個字妳可能聽都沒聽過，但事實上，燕麥製成的芳香精油，其鎖水、美容的功效卻非常顯著，且製作方法也非常簡便，在家就能簡單操作。首先，用半杯燕麥片、1／4杯牛奶、2湯匙蜂蜜混合在一起，調成乾糊狀，然後將這些原料放入一個用棉布等天然材料做成的小袋子中，將其懸掛在浴缸的水龍頭下，流水就會均勻地將燕麥的營養精華稀釋，沖入浴缸中。具有很棒的保濕潤膚效果。

燕麥的作用還真是不小，生活中，處處都能幫妳排憂解難，不過即便是這樣，燕麥在食用過程中，依然有很多的注意要素。

很多女生在超市選擇燕麥的時候，會被超市中販賣的甜味燕麥片所迷惑。這主要是因為不少女生在選擇燕麥片時，常常會在意它的口味是否甘甜。

天然的穀物，毫無疑問，是不含有糖分的。如果沖一小袋40克燕麥片在小碗中，就有合適的甜味，那麼意味著其中含有20克糖，也就是說，妳買的燕麥片當中實際上一半都是白糖！這樣的產品，妳還能指望它有很高的營養價值嗎？

那麼無糖產品怎麼樣呢？仍然不樂觀。如果它有甜味，那麼一定加入了某種高效甜味劑，這些東西大多是化學合成品白糖，一樣會快速升高血糖，而且幾乎不含有其他營養素。需要控制血糖的女生千萬不要被「無糖」二字所迷惑，還是買純燕麥片吧！

因為燕麥食用起來相對比較麻煩，需要蒸煮，因此不少貪圖省事的女生在超市選購燕麥時，就會被所謂即溶燕麥、沖飲燕麥所迷惑，但從健康的角度來看，自己煮的更好一些。因為煮的燕麥可以提供最大的飽足感，血糖上升速度很慢。同時，這些需要煮的燕麥中沒有加入任何添加成分，如砂糖、奶精、麥芽糊精、香精等，是天然的純燕麥，更容易被人體吸收其營養成分，早日幫妳實現「腰精」的夢想。

再高一點，沒有黃豆不可以

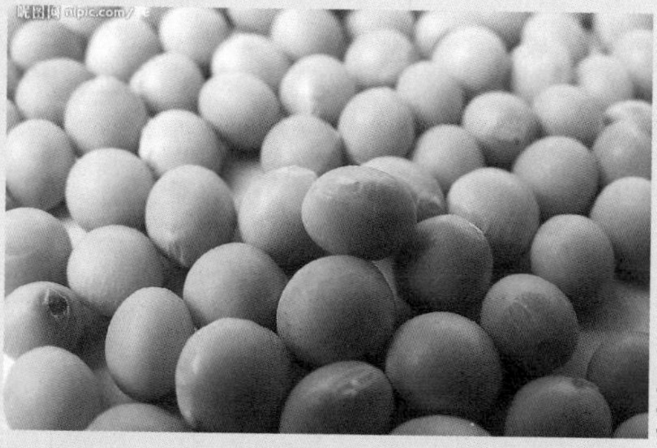

黃豆中含有維生素A、維生素B、維生素D、維生素E及鈣、磷、鐵等多種礦物質，我們都知道，骨骼的發育需要鈣和維生素D一起作用，而黃豆內正好含有了人體骨骼發育所需的維生素D和鈣，雙管齊下，比單純的補鈣效果顯著得多。此外，黃豆中的含鐵量也非常豐富，極易被人體吸收，對缺鐵性貧血有治療作用。另外，如果妳因忙碌的工作而長期處在精神緊張的狀態下，或長期用腦也應該多吃些黃豆，因為黃豆中含有豐富的磷，對大腦神經系統非常有利。

妳不滿意自己的身高嘛？看著身邊的姐妹們一個個都擁有高挑的身材，真的一點也不嫉妒？為了彌補自己不太滿意的身高，常常與10公分的高跟鞋為伴，即使穿運動鞋也得買內增高的，結果就是一天下來，腿腫腳也腫，怎一個難受了得！

其實，想要高挑的身材哪有那麼難，妳不需要吃那些副作用極強的增高藥，也不要冒險做手術增高，更沒有必要終日與高跟鞋為伴，只要從每日三餐入手，用食療的方式給自己一個長高的機會。

那麼，如何開始妳的食補增高之路呢？答案很簡單，從食用黃豆開始。

黃豆的營養價值是眾所周知的，乾黃豆內含有高品質的蛋白質，現在營養學研究顯示，每公斤黃豆中就含有相當於10公斤瘦豬肉、15公斤雞蛋中的蛋白質含量。此外，黃豆還含有維生素Ａ、維生素Ｂ、維生素Ｄ、維生素Ｅ及鈣、磷、鐵等多種礦物質，我們都知道，骨骼的發育需要鈣和維生素Ｄ一起作用，而黃豆內正好含有了人體骨骼發育所需的維生素Ｄ和鈣，雙管齊下，比單純的補鈣效果顯著得多，此外，黃豆中的含鐵量也非常豐富，極易被人體吸收，對缺鐵性貧血有治療作用。另外，如果妳因忙碌的工作而長期處在精神緊張的狀態下，或長期用腦也應該多吃些黃豆，因為黃豆中含有豐富的磷，對大腦神經系統非常有利。

用黃豆加工出來的各種豆製品，不但營養含量高，而且口味獨特，並含有多種人體內不能自動合成卻又必需的氨基酸。此外，黃豆內含有一種脂肪物質叫做亞油酸，能夠促進人體的神經發育。亞油酸還具有降低血液中膽固醇的作用，所以，常食用黃豆不僅能夠實現妳增高的夢想，還能有著預防心腦疾病的作用。

挑選黃豆和挑選其他的豆類一樣，都是要從色澤、質地、乾濕度考慮，一般顏色有光澤、顆粒飽滿、無霉變的黃豆通常是比較優質的黃豆。

下面就介紹兩道料理，給等待增高的食客美眉吧！

雪裡紅炒黃豆

美麗材料：黃豆半斤，雪裡紅250g，肉絲100g，白糖、料酒、雞粉、澱粉各適量。

美麗烹調：

1. 雪裡紅洗淨磨成末備用。
2. 肉絲放入料酒、澱粉攪拌均勻放置15分鐘備用。
3. 熱鍋入油，油溫八分熱時放入肉絲滑炒，炒熟後出盤備用。
4. 另起油鍋，放入黃豆乾煸，然後放入雪裡紅翻炒數下，加入少許清水，放入適量的糖、雞粉，開大火煮3分鐘。
5. 把肉絲重新放入鍋中，與黃豆等一起翻炒幾下起鍋即可食用。

美麗秘方：口味清新，營養價值極高。

蘿蔔乾炒黃豆

美麗材料：黃豆半斤，蘿蔔乾200g，白糖適量。

美麗烹調：

1. 蘿蔔乾洗淨切成丁備用。
2. 熱鍋入油，油熱後煸炒黃豆2分鐘，然後放入蘿蔔乾一起翻炒。
3. 放入少許清水和白糖，中火煮三分鐘，起鍋即可食用。

美麗秘方：味道獨特，久吃不膩。

黃豆除了具有以上多種好處之外，還有一些妳感興趣的小偏方，如果覺得有用，不妨一試。

如果妳對自己胸部的Size不是很滿意，那麼不妨用100g馬鈴薯、100g去核的紅棗，100g黃豆晾乾磨成粉末後放入清水和蜂蜜揉成小球，大小因人而異，然後再放入微波爐裡烤15分鐘即可食用，每日三顆，持續兩個月，然後就趕緊去量量妳的Size，妳一定會有驚喜收穫哦！

豌豆吃出好體味

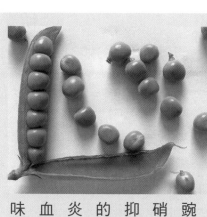

豌豆內含維生素C和能夠分解體內亞硝胺的酶，人體內亞硝胺過多就會引起癌變，因此，豌豆的首要功效就是能夠抑制體內亞硝胺生長，具有顯著的抗癌作用。豌豆與一般的蔬菜不同，所含的止權酸、赤黴素等物質具有抗菌消炎、增強新陳代謝的作用，維持體內酸鹼平衡，維持全身血流通暢，促進與外界氣體順暢交換，對保持身體良好氣味發揮著重要的作用。

除了天生的過敏體質外，這個世界上幾乎沒有不喜歡香水的，即使不少女生總是說她們很少噴香水，但事實上，不噴和不喜歡卻是兩件事，她們聞到好聞的香水依舊會綻放出燦爛的笑容。而女人身上的香水味道通常也是男人評判女人的一個方面，由此不難看出，氣味對女人來說真的是太重要了，不說要做到吐氣如蘭，起碼要讓人舒暢愉快！

但是，由於忙碌的工作，大多數女生的飲食結構都不均衡，養成了錯誤的飲食習慣，外加上吸菸、飲酒等，大部分女生身上早已失去了那種天然的幽香，取而代之的是不怎麼好聞的味道，如果妳也有類似的苦惱，千萬不要把希望全部寄託在香水之上，香水只能是暫時性的，想要徹底擺脫不良氣味，擁有幽香、迷人的體味，還要從內而外的調養，從食療調養做起。

食療方法是最常見也最方便的保健方式之一，妳可能會因為繁忙的工作或者心情的問題放下正在進行的瑜伽計畫等，但卻每天都得吃東西，因此，透過食療的方式為自己吃出好體味，效果是非常顯著的。那麼，女生想要擁有良好的體味，該從哪些食療做起呢？是不是很複雜呢？

實際上這種食療是非常簡單的，無論妳是工作繁忙的白領一族，還是緊張學習的考試一族，都能輕鬆做到——常吃豌豆。

下面就讓我們來看看豌豆是怎樣幫助妳重塑好體味的吧！

豌豆內含維生素C和能夠分解體內亞硝胺的酶，人體內亞硝胺過多就會引起癌變，因此，豌豆的首要功效就是能夠抑制體內亞硝胺生長，具有顯著的抗癌作用。豌豆與一般的蔬菜不同，所含的止權酸、赤黴素等物質具有抗菌消炎、增強新陳代謝的作用，維持體內酸鹼平衡，維持全身血流通暢，促進與外界氣體順暢交換，對保持身體良好氣味發揮著重要的作用。

豌豆中富含人體所需的大部分營養物質，尤其是優質蛋白質，可以提高身體的免疫力。

豌豆中含有豐富的胡蘿蔔素，長期食用，可以防止人體內致癌物質的合成，進而減少癌細胞的形成，降低人體致癌率。豌豆中含有的大量粗纖維，能夠促進腸胃蠕動，促進通便，也可有效改善不良口氣和體味。

看到了吧，常吃豌豆除了能夠保持良好的體味外，還具有那麼多的好處，還等什麼，趕快行動為自己挑選些豌豆吃吧！

市面上，常見的豌豆主要有白和青兩種，青豌豆顏色好、鮮味足；白豌豆則鮮味淡，因此一般建議女生們盡量購買青豌豆，其營養含量較高，且口感更獨特。

豌豆營養豐富，既可以做蔬菜炒著吃，也可以直接吃豌豆粉製成的主食和點心。因為豌豆綠色可愛的形狀，常常被餐廳用來做配菜。下面就為各位「食客」美眉們介紹幾種好吃的豌豆烹調方法吧！

豌豆臘味飯

美麗材料：去殼豌豆半斤，糯米一斤，臘肉或者臘腸150g，胡蘿蔔、蝦米、香菇、香蔥、鹽、油各適量。

美麗烹調：

1. 豌豆沸水去豆腥，撈出備用。

2. 臘肉或臘腸、蝦米、香菇切片，放入油鍋爆香，再放入洗好的糯米均勻攪拌後放入清水，淹沒過食材即可。

3. 煮熟後起鍋加上切好的香蔥即可食用。

美麗秘方：香噴噴的豌豆臘味飯，吃一口就停不下來哦！

豌豆糕

美麗材料：乾豌豆一斤，紅豆餡半斤，白糖適量，桂花適量。

美麗烹調：

1. 將豌豆洗淨，用溫水浸泡半小時，放入鍋中煮爛，撈出瀝乾水，搗成泥備用。

2. 將處理好的豌豆泥平鋪在乾淨的屜布上，再將紅小豆餡平鋪於豌豆泥之上，將屜布的四個角包起來，用木板壓實，即成豌豆糕。

3. 將成形的豌豆糕切成小方塊，撒上白糖和適量的桂花即可食用。

美麗秘方：飄著淡淡的桂花香，吃起來甜軟，包妳吃完一塊還想吃第二塊。

怎麼樣，是不是已經口水大流了呢？那就到廚房為自己做一頓美味且營養豐富的豌豆大餐吧！除了美味可口的菜餚外，豌豆還可以做為美容偏方使用。

如果妳正在被各式各樣的曬斑或者色斑等困擾，現在妳終於可以舒一口氣了，以下這個偏方對治療色斑等有顯著效果，不信的話可以試試，純天然的，絕對不會有任何副作用。這個偏方做法很簡單，首先取適量的豌豆洗淨去皮，往鍋中倒入適量的油，放入花椒炸至九分熟時撈出，放入蔥花、薑末爆香，隨即放入豌豆乾煸，調入醬油、鹽，炒至豌豆成熟後再調入適量的雞粉即可食用。

但營養專家也提醒女生們，新鮮的豌豆營養價值雖高，卻並非適用於所有的人群，腎功能不全者或者是消化不良、脾胃虛弱者則不宜吃豌豆。

豌豆有很高的營養價值，也不能一次食用太多，新鮮的豌豆吃多了容易引起腹脹，所以不能長期大量食用。此外，炒熟的乾豌豆尤其不易消化，飲食過量將會引起消化不良等症狀。

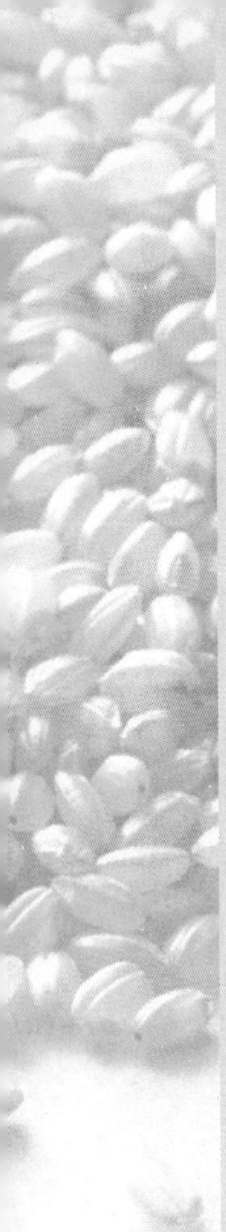

Cereals
Beans
Stem

4

「粗」出來的健康生活

與美麗的容貌相比，健康的身體對女人來說更重要，因為身體若內虛有病，就一定會影響女人的容貌。現代生活中，女人常常要面對各式各樣的壓力，這些來自生活與工作中的壓力，常常會將女人的健康擠壓殆盡，那麼，除了那些副作用不詳的保健藥物和昂貴的保健外，還有沒有一種既實惠又安全的天然保健之法呢？YES！答案是顯而易見的，古語有云：「藥補不如食補」，而最好的食補又莫過於粗糧，美眉們想擁有健康的身體就不妨從吃粗糧開始吧！

開胃健脾的粗糧——小米

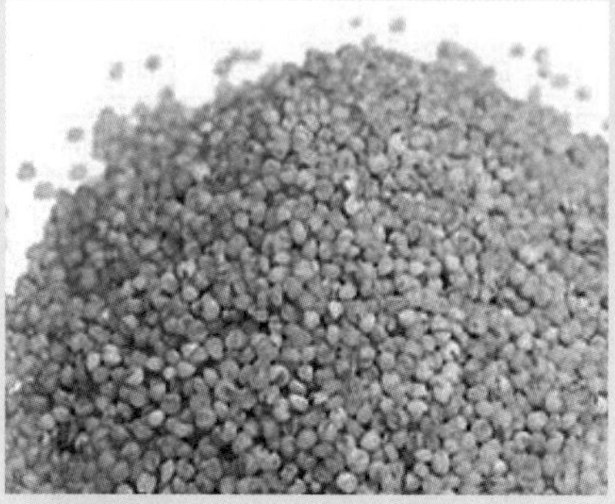

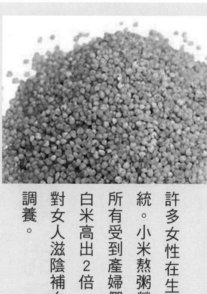

許多女性在生育後，都有用小米加紅糖來調養身體的傳統。小米熬粥營養價值豐富，有「代參湯」之稱。小米之所有受到產婦們的青睞，皆因為等重量的小米所含的鐵比白米高出2倍，維生素含量也不容小覷。因其含鐵很高，對女人滋陰補血的作用很大，可以使體質虛寒的體質得到調養。

妳是否經常早上起床因為貪睡，結果沒有時間吃早餐，中午工作之餘的午餐又覺得如嚼蠟般，本想著晚上回去做點好吃的犒勞自己，可是剛做好卻全然沒有任何食慾了。這其實就是一種惡性循環的亞健康狀態，因為缺少食慾、脾胃不協導致妳明明想吃，卻什麼都吃不下去。

這個時候，建議妳早上不要再貪睡，應該起來吃早餐，再有就是要調理腸胃，不要總想著晚上回家犒勞自己而做一些過於油膩的食物，當妳食慾不太好的時候，可以為自己熬煮一些小米粥，既營養又能增進食慾，還能發揮保健的作用，何樂而不為呢？

小米營養豐富，所含的蛋白質、脂肪均高於白米和麵粉。小米中人體必需氨基酸含量非常豐富，且含有不少糧食中不含的胡蘿蔔素，同時，小米粗纖維的含量是十幾種主要糧食作物中最低的，非常適合女性在睡前食用。

許多女性在生育後，都有用小米加紅糖來調養身體的傳統。小米熬粥營養價值豐富，有「代參湯」之稱。小米之所有受到產婦們的青睞，皆因為等重量的小米所含的鐵比白米高出2倍，維生素含量也不容小覷。因其含鐵很高，對女人滋陰補血的作用很大，可以使體質虛寒的體質得到調養。

小米的主要吃法就是熬粥、蒸飯，或者磨成小米粉食用，但下面要給姐妹們介紹幾種不一樣的吃法，心動就趕緊行動吧！

小米蒸排骨

美麗材料：豬小排300g，小米150g，豆豉30g，豆瓣醬25g，花椒2g，蔥、薑、蒜、鹽、雞粉適量。

美麗烹調：

1. 小米浸泡一個小時後瀝乾水待用，蔥、薑、蒜切塊備用。
2. 排骨切段，放入料酒，少許鹽醃製半小時。
3. 將處理好的排骨和小米一起放入碗裡。
4. 高壓鍋裡放適量的水，將碗放進去蒸大概40分鐘左右關火，撒上處理好的蔥花和紅椒絲，在鍋裡放入油燒熱，再淋少許在蔥花上即可食用。

美麗秘方：營養豐富，味美不膩。

米蹦雞翅

美麗材料：雞翅一斤，小米100g，大蔥、薑、蒜、鹽、紅糖適量。

美麗烹調：

1. 雞翅洗淨，在雞翅上劃幾刀，便於入味。
2. 雞翅用醃料醃製10分鐘。
3. 雞翅放入蒸鍋與切好的蔥、薑、蒜一起，蒸10分鐘直到雞翅成熟為止。
4. 在鍋底鋪上一層小米，小米上再撒一層紅糖，之後用鍋架把放雞翅的碗架放在小米之上，烤火繼續蒸。

5. 隨著溫度的升高，鍋底的小米會往雞翅上跳，從開始跳計時，10分鐘後關火即可食用。

美麗秘方：不油不膩，口味獨特，營養豐富。

美眉們除了可以用小米烹調出美味的菜餚，還可以藉助小米鮮為人知的小偏方來保健養生哦！還等什麼，行動起來吧！

睡眠對女人來說真的是太重要了，一天睡不好就會影響第二天的生活品質，臉色無光，神情黯淡，看著鏡子中的自己，就會心情鬱悶，心情鬱悶就會覺得所有的事情都不順心，這樣一來，惡性循環，第二天晚上還有可能繼續失眠。那麼，怎樣能把失眠一腳踢開呢？

很簡單，方法即是：用100g小米，15g紅棗仁末，30g蜂蜜，將小米煮粥，等到熬熟後，加入棗仁末攪拌均勻，食用時調入適量蜂蜜即可，每日兩次，可以補脾潤燥，靜心安神。

女生們生理期時，總覺得全身都不舒服，有些身體狀況不好的美眉還會因此而導致貧血引起眩暈等不良症狀，此時，妳可以用100g小米，30g桂圓及適量的紅糖。將小米與桂圓一起煮粥，待粥煮熟後，放入適量的紅糖，食用時一定要空腹，每天兩次，可以有著補血養心、安神益智的作用，對失眠健忘、生理期所引起的貧血等症狀有治療作用。

小米雖有營養，是滋補的佳品，但要正確食用，否則也會對身體有害。

很多女生在淘小米的時候喜歡用手揉搓，這樣很不正確，用手揉搓會造成小米內營養物質的流失，且淘米的時候也不要浸泡太長時間，這樣會造成小米內營養物質的流失。

防治心臟疾病從吃紅豆開始

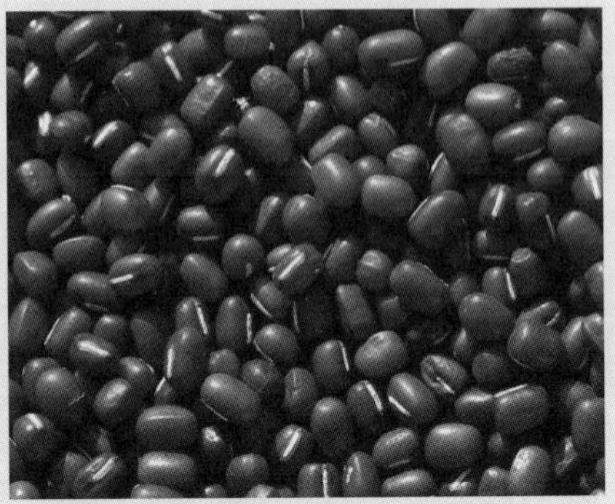

紅豆富含碳水化合物、脂肪、蛋白質、維生素外，還有別的豆類少有或沒有的三萜皂甙、菸酸等。並且紅豆富含鐵，是補血的佳品。除了直接煮食外，它還是做豆沙的主要原料。紅豆是食療佳品，性屬寒，有治血、消腫、解毒的功效，可治療心腎疾病，紅豆營養價值豐富，用途廣泛，這也是紅豆能夠風靡於世界的原因之一哦！

「還沒為妳把紅豆，熬成纏綿的傷口，然後一起分享，會更明白相思的哀愁……」一直很喜歡王菲唱的這首《紅豆》，似乎聽這首歌真的能感覺到一種相思。生活中，妳是否也在KTV點唱過這首歌，在歌聲中為某個人動情或者為某段情感傷呢？自古紅豆就是用來寄託相思，稱「相思豆」。因為相思來自心裡，所以紅豆就成了能夠「直達」心靈的「食物」。

而現實中，紅豆也正是有著如此的功效，除了寄予相思之情外，紅豆還有防治心臟疾病的功效，經常食用紅豆，能夠減少患得心臟疾病的機率，對保健心臟非常有利。所以多情的妳，在用紅豆寄予相思之餘，不妨也讓它為妳的心臟保健做出一份貢獻吧！

紅豆富含豐富的澱粉，因此又被人稱之為「飯豆」。紅豆是人們生活中不可缺少的高營養、多功能的粗糧食物，也是諸多女生喜愛的食物之一，比如非常受女生歡迎的紅豆奶、紅豆湯等等。紅豆除富碳水化合物、脂肪、蛋白質、維生素外，還有別的豆類少有或沒有的三萜皂甙、菸酸等。並且紅豆富含鐵，是補血的佳品。除了直接煮食外，它還是做豆沙的主要原料。紅豆是食療佳品，性屬寒，有治血、消腫、解毒的功效，可治療心腎疾病，紅豆營養價值豐富，用途廣泛，因此得到世界各地人們的喜愛。

此外，這小小的紅豆還可以用於治療心臟型和腎臟性水腫、肝硬化等疾病。紅豆水提取液對金黃色葡萄球菌、傷寒桿菌等有一定的控制作用。紅豆煮湯服用，對治療腎臟、肝臟、營養不良、炎症等引起的多種水腫有顯著療效。

紅豆可以整粒食用，一般可用於蒸飯、煮粥、做湯甚至是製成冰淇淋。由於紅豆澱粉含量很高，蒸後成粉沙性，而且有獨特的香氣，常被用作豆沙的主要材料，下面為美眉們介紹幾種特別的紅豆烹調方法，心動的女生就趕緊動手試試看吧！

紅豆奶

美麗材料：紅豆一小碗，牛奶1000ml，蜂蜜適量。

美麗烹調：

1. 先把紅豆用冷水浸泡一天。
2. 把浸泡的紅豆放入微波爐高火轉15分鐘，直到豆子全部變軟。
3. 把轉好的豆子和牛奶一起放入鍋中煮2分鐘，關火，放入適量的蜂蜜即可食用。

美麗秘方：營養豐富，美容養顏。

紅豆抹茶冰淇淋

美麗材料：牛奶400ml，抹茶粉15g，蛋黃4個，細砂糖100g，玉米粉適量，鮮奶油360ml，煮熟的紅豆粒100g。

美麗烹調：

1. 牛奶加熱，取一部分溫熱的牛奶與抹茶粉攪拌，將攪拌好的抹茶粉加入鍋中與牛奶混合，繼續加熱，直到液體沸騰。
2. 蛋黃加糖攪拌備用。
3. 將處理好的一小部分牛奶與蛋黃一起攪拌，攪勻後再加入全部奶液，並放入一勺玉米粉，充分攪拌。

4.將以上處理好的材料放在鍋中，邊煮邊攪拌，直到接近稠狀，倒入盒子中完全冷卻後，將鮮奶油攪勻與冷卻後的稠狀液體完全融合，最後放入煮熟的紅豆，將盒子放入冰箱，待全部冰凍後即可食用。

美麗秘方：□感可□，奶香甜軟。

怎麼樣，用紅豆烹製的食物味道和賣相都很不錯吧！紅豆本身具有很高的藥用和良好的保健作用，可以清熱解毒、健脾益胃等，所以女生們千萬不要輕易「放過」紅豆，因為它可是個寶，用它製作的小偏方生血補血、減肥效果顯著。

下面就為各位美眉介紹一下有關紅豆的小偏方吧！

首先取9個紅棗，50g的紅豆，適量的馬鈴薯紅衣，一起熬湯，與湯一起食用，補血效果非常好。想要減肥的美眉則要仔細看嘍！首先在鍋裡放水，煮沸，把洗乾淨的紅豆放進去，先用大火燒沸，在轉成文火煮，一直煮到紅豆只剩下皮，中途不要加水，把這個當作晚餐食用，一個月後一定會驚豔。

雖然，紅豆被給予了相思之意，但美眉在購買的時候，一定要注意要購買真的紅豆，而不是市面上那些邊緣帶著紅色的所謂相思豆，那些相思豆是不可以食用的。紅豆有較多的膳食纖維，具有良好的潤腸通便、降血壓、降血脂、解毒抗癌、預防結石、美容減肥的作用。

剛生完寶寶的女生吃紅豆好處更多，還有著催奶的作用，但紅豆雖好，在食用過程中也要謹防飲食的錯誤：

紅豆與豬肉一起吃，會引起腹脹。

紅豆與羊肝一起吃，會導致中毒。

紅豆與羊肚一起吃，會影響食物的口感。

紅豆與粳米一起吃，會導致口舌生瘡。

多功能保健粗糧——玉米

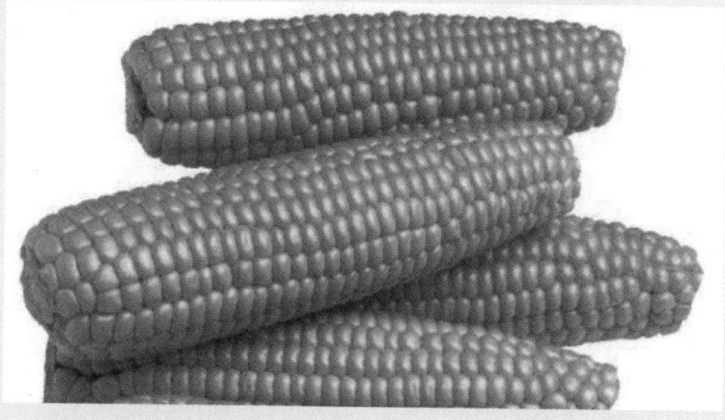

玉米的營養價值和保健作用是最高的。研究顯示，玉米種子的維生素含量非常高，同時，玉米除了含有碳水化合物、蛋白質、脂肪、胡蘿蔔素外，還含有核黃素、維生素等營養物質，這些物質對預防心臟病、癌症等疾病有很大的好處。玉米中所含有的胡蘿蔔素，被人體吸收後能轉化為維生素A，它具有防癌的作用；植物維生素能加速致癌物質和其他毒物的排出；天然維生素E有促進細胞分裂、延緩衰老、降低血清膽固醇、防止皮膚病變的功能，還能減輕動脈硬化和腦功能衰退。多吃玉米還能減輕抗癌藥物對人體的副作用，刺激大腦細胞活力，增強記憶力。

女人都是追求十全十美的動物，而現代年輕女性在追求十全十美的同時，又宣導簡單、方便。這些要求表現在女性生活中的各方面，如果妳不信，去看看那些知名品牌的護膚品打出廣告就知道，為了滿足女性追求完全完美與簡單的這種想法，某知名品牌就推出「一瓶勝多瓶的全效修護系列」……

同樣，對於食療，女人依舊如此挑剔，因為她們厭倦了中午補肺，下午補心，晚上又助眠，這樣一天下來，光做飯就累到不行，更何談抽出時間去工作、學習、打扮、談戀愛呢？

因此，女人們呼籲十全十美、呼籲簡單、呼籲多效。那麼生活中究竟有沒有哪一種食材可以媲美知名品牌的廣告宣傳語「一種勝多種」呢？

答案，當然是肯定的，而且這種食材也印證了女生們所追求的簡單，因為，它就是大街小巷隨處可見，甚至抬頭不見低頭見的玉米。沒想到吧？就是這平時妳幾乎不多看一眼的玉米，但它全面的營養價值，卻迫使妳又不得不去捧場。

玉米的營養價值和保健作用是最高的。研究顯示，玉米的維生素含量非常高，同時玉米除了含有碳水化合物、蛋白質、脂肪、胡蘿蔔素外，還含有核黃素、維生素等營養物質，這些物質對預防心臟病、癌症等疾病有很大的好處。

玉米中所含有的胡蘿蔔素，被人體吸收後能轉化為維生素A，它具有防癌的作用；植物維生素能加速致癌物質和其他毒物的排出；天然維生素E有促進細胞分裂、延緩衰老、降低血清膽固醇、防止皮膚病變的功能，還能減輕動脈硬化和腦功能衰退。多吃玉米還能減輕抗癌藥物對人體的副作用，刺激大腦細胞活力，增強記憶力。

此外，鮮玉米的水分、活性物、維生素等各種營養成分比老玉米的高很多，因為儲存的過程中，玉米的營養物質含量會快速下降。每100g玉米能提取近300mg的鈣，幾乎可以與乳製品相媲美。豐富的鈣可以有著降血壓的功效。如果每天攝取1g鈣，六週後血壓就能降低9%。玉米中還含有大量的鎂，能夠加強腸胃蠕動，促進身體廢物的排泄。

說到這裡，妳開始愛上這可愛的金黃色小東西了吧！那就不要再等了，無論妳在做什麼，準備放下手邊的工作去挑選玉米來吃吧！這可是有利的保健大事。既然提到了購買玉米，就不得不告訴美眉們如何來挑選好的玉米，一般來說，在選購時應挑選苞大、籽粒滿、排列緊密、軟硬適中且無蟲害的玉米。

如果玉米鬚發乾、發黑，就說明這個玉米已經老了，顏色相對較淺的、呈深褐色的，則是比較嫩一點的玉米，但若太淺則可能說明沒熟。

此外，女生自己購買玉米若因為儲存不當而發霉就千萬不要再食用了，因為玉米發霉後也會像馬鈴薯一般產生一種致癌的黃麴黴毒素，食用後會引起中毒，危害身體健康。

玉米含有豐富的鈣、磷、鎂、鐵、硒等，還富含纖維素。玉米對膽囊炎、膽結石、糖尿病等症狀有輔助治療的作用。傳統的玉米吃法不外乎是煮食，其實不然，玉米還有很多及健康又美味的烹調方法，趕快動手，一定可以做出讓自己和親愛的他滿意的新口味哦！

奶香玉米

美麗材料：牛奶250ml，嫩玉米1根，黃油5g，白砂糖5g。

美麗烹調：嫩玉米去皮切成小圓段，再切成兩半；將玉米小段、牛奶、黃油和白砂糖倒入鍋中，大火燒沸，再轉為小火慢慢煮至10分鐘即可食用。

美麗秘方：這種用牛奶煮成的玉米口感很特別，玉米上不但瀰漫著淡淡的奶香味，牛奶中也融入了不少玉米的清香。

繽紛玉米羹

美麗材料：玉米粒100g，火腿30g，香菇3個，冷凍豌豆50g，雞蛋1個，胡蘿蔔1個，水澱粉30ml，胡椒粉、鹽、香油各適量。

美麗烹調：

1. 香菇洗淨去蒂，與火腿一起切成絲，胡蘿蔔去皮切成小丁。
2. 豌豆放入碗中，倒入適量清水解凍，雞蛋打入碗中攪拌成蛋液。
3. 在鍋中倒入適量的清水，大火燒沸後將玉米粒、火腿絲、香菇絲、胡蘿蔔絲和豌豆放入鍋中，轉小火煮滿10分鐘，然後倒入太白粉水，開大火再次燒沸後將雞蛋液淋入鍋中，最後調入適量的鹽、胡椒粉和香油即可食用。

美麗秘方：鮮美無比，沁人心脾，營養豐富。

玉米之所以能被稱為全能粗糧，自然除了以上功效外，還有很多有利於健康的小偏方，下面就為姐妹們簡略的介紹一二。

因為不良的飲食結構和作息習慣，不少美眉都會出現消化不良、胃脹、脾胃不適等不良症狀，此時，妳就可取3枝玉米，50個白果，1個豬肚，幾片生薑。先將玉米洗淨，連葉、鬚切成段狀；白果去殼洗淨；豬肚洗淨後用刀刮起豬雜，以芡粉反覆抓洗，再用水清洗乾淨，然後與生薑一起放入砂鍋內，加入清水3000ml，大火煮沸後，再改用小火煮3個小時，即可食用。有增進食慾、促進消化、滋補脾胃的功效。

冬季到來，不少美眉白天起床後都會出現臉部浮腫，有的嚴重者甚至會出現身體浮腫，著實苦惱了不少女生，現在若妳出現這種狀況，妳便可以用玉米飯60g，冬瓜子仁18g，紅豆40g，活鯉魚1條約500g。將魚洗淨，把玉米飯、冬瓜子仁、紅豆放入魚肚內，加入適量的水，文火燉至熟爛，食用時，可加少許精鹽、黃酒調味，食肉飲湯，隔日一次，健胃醒脾，利水消腫。

玉米的確是個好東西，但是食用不當，對身體健康不利，因此吃玉米時，聰明的妳一定要避開那些不利的小錯誤哦！不少美眉都認為白水煮玉米是正常的吃法，但事實上，這是很不科學的，玉米煮的時候，還應在清水內加入一點點鹼，這樣能夠分解玉米中的菸酸，菸酸對皮膚病有很好的防治作用，但玉米中的菸酸不易被人體吸收利用，如果加點鹼就可以分解玉米中的菸酸，更易被身體吸收利用。

不少女生在烹調玉米的時候，都喜歡將玉米的葉子和鬚去掉，但事實上，這樣會損失玉米的營養含量，因為玉米的葉子和鬚中含有很豐富的多醣，防癌效果顯著。

高粱趕走頸椎病

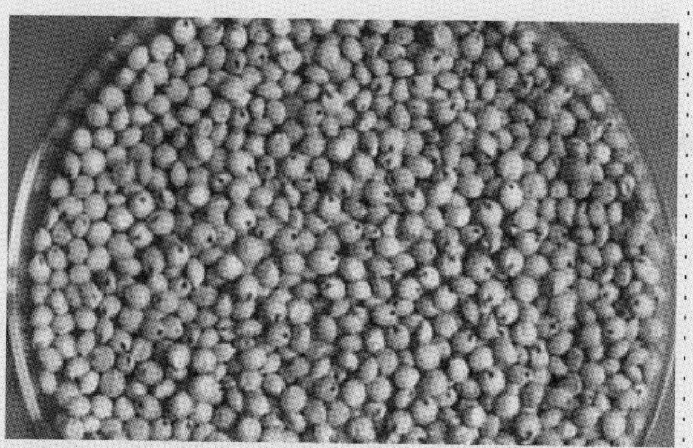

頸椎病起初並不被人們重視，但是隨著近幾年屢次發生有關頸椎病的惡性事件，女生們也越來越發現，預防頸椎病的重要性。可是，大部分女生一對著電腦就忘了姿勢、時間什麼的，再有就是那些不得不面對電腦伏案工作的可憐ＯＬ們，真是一邊糾結著頸椎病，一邊又不得不工作賺錢惡化病情。因此，聰明的妳一定要趁早防治，妳大可以不必去購買那些昂貴且不實用的按摩器，也不用動手術，只需要在一日三餐中加一點高粱米就好，它會神奇的幫助妳的頸椎恢復健康，不信就去試試吧！

女生們用電腦開闊自己眼界的同時，問題也相繼出現了，因為把大量的時間與電腦度過，久而久之，年紀輕輕患得頸椎病。尤其是對於那些從事與電腦有關，或者需要經常性伏案工作的白領美眉來說。頸椎病起初並不被人們重視，但是隨著近幾年屢次發生有關頸椎病的惡性事件，女生們也越來越發現，預防頸椎病的重要性。

難道生活中就沒有什麼辦法來幫助這些「可憐」的女生們？方法當然有，相信妳也曾經去嘗試，什麼頸椎牽引、按摩，但是試過很多產品後，妳慢慢發現這些方法不是不管用，就是要花費大量金錢，再不就是要佔用很多時間，迫使不少女生只能放棄，任由頸椎病肆虐。雖然用肆虐這個詞誇張了那麼一點，但頸椎病的危害真的不容各位姐妹們忽視，嚴重會引起一些不能預知的不良後果。因此，聰明的妳一定要趁早防治。

妳大可以不必去購買那些昂貴且不實用的按摩器，也不用動手術，只需要在一日三餐中加一點高粱米就好，它會神奇的幫助妳的頸椎恢復健康，不信就去試試吧！

高粱可能是都市女生不怎麼食用的食物，其粒中含有的蛋白質非常高，除此之外，還含有豐富的亮氨酸、精氨酸、八種人體所需的氨基酸。高粱性溫，味甘、澀。溫中，利氣，止泄，澀腸胃，藥用價值很高。

下面就趕緊把治療頸椎病的食用方法告訴各位姐妹，以便讓姐妹們更早擺脫煩人的頸椎病。

妳首先準備7個高粱根，2個雞蛋，然後將高粱根洗淨，水煎去渣後，再取汁煮雞蛋，熟後加少許糖食之。因為是食療方法，所以見效稍慢一些，但只要妳持之以恆，堅持兩個月一定能有意外驚喜。

除了製作治療頸椎病的偏方外，高粱米食用起來也非常美味，還等什麼，趕緊來學習烹調高粱的方法吧！

高粱米糕

美麗材料：高粱米600g，紅豆沙300g，白砂糖150g。

美麗烹調：

1. 高粱米洗淨，倒入適量清水，放入籠內蒸熟，備用。
2. 準備好兩個瓷盤，取一半高粱米放入盤內鋪平，用手壓成2～3公分厚的片，剩下的高粱米放入另一盤內壓好。
3. 把壓好的高粱米扣在案板上，用刀抹平，再鋪上厚薄均勻的豆沙餡，然後將另一半高粱米扣在豆沙餡上，再用刀抹平，食用時用刀切成菱形塊，放入盤內，撒上糖，即可食用。

美麗秘方：此米糕色彩分明，口味香甜。

高粱點心

美麗材料：高粱粉、泡打粉、白糖、雞蛋、芝麻、水各適量。

美麗烹調：

1.將高粱粉、泡打粉、白糖、雞蛋和適量水調黏稠，揉成麵糰。

2.把高粱麵糰按平蒸熟，下油鍋稍炸。

3.起鍋後撒上芝麻即可。

美麗秘方：營養豐富，口味香甜。

高粱雖是好東西，但多吃無益。主婦們一定要懂得均衡營養，協調搭配喔！一些以減肥為目的而食用粗糧的女生，一定要注意，吃高粱這樣的粗糧時一定要配合適量的肉類。否則會引起食道反應，損壞腸胃。要知道，葷素搭配，均衡膳食，才是減肥正道。

蕎麥——越吃越健康的智慧

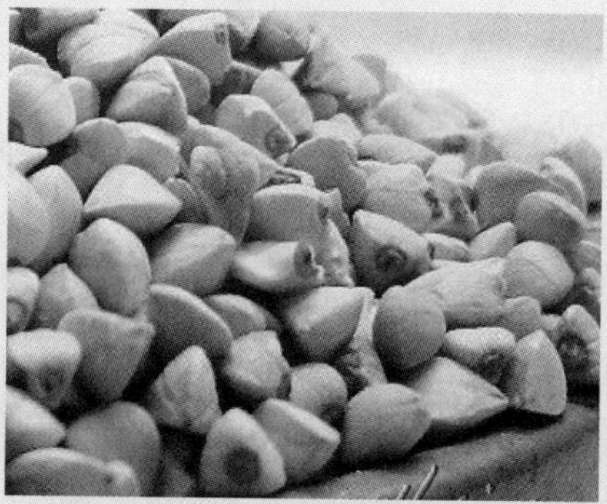

蕎麥的營養價值非常高，位居糧食作物之首，且含有其他糧食作物所不具有的眾多微量元素及藥物成分，對預防心腦血管疾病有顯著功效。蕎麥內含蛋白質，但不同的是，蕎麥所含的大都是清蛋白及球蛋白，這類蛋白非常有利於人體的吸收、利用。

隨著社會經濟不斷發展，年輕的女生主動吃蕎麥的人越來越少了，甚至有些女生更是連何為蕎麥也不知道，只是一聽名字便將蕎麥拒之十萬八千里，一想便知道口感不好，粗糙不已且不能彰顯時尚與高貴。

但事實上呢？食用蕎麥本來就是一種風尚，尤其是提倡健康飲食的今天，如果妳還在吃速食，那麼妳就落伍了，因為真正的美女們已經開始了粗糧養生，而粗糧養生保健的首選，又非蕎麥莫屬，為什麼這麼說呢？當然是有根據的，蕎麥最早起源於中國的粗糧。

蕎麥的營養價值非常高，位居糧食作物之首，且含有其他糧食作物所不具有的眾多微量元素及藥物成分，對預防心腦血管疾病有顯著功效。

蕎麥內含蛋白質，但不同的是，蕎麥所含的大都是清蛋白及球蛋白，這類蛋白非常有利於人體的吸收、利用。

此外，蕎麥還含有其他糧食作物所不含有的維生素P，維生素P是一種生物類黃酮，具有降低血糖改善血脂的作用，與維生素C結合後可以發揮預防心腦血管疾病的功效。

另外，蕎麥粉中含有多種礦物質營養元素，這些礦物質都是人體必需的成分之一，如鎂、鐵、鉀、鋅、銅、硒等。其中尤其數硒的含量最大，大量的硒被人體吸收後會與人體內的金屬元素結合，進而產生一種「金屬硒蛋白」複合物，這類物質的顯著功效就是排毒，也就是說常吃蕎麥有助女人排除自身體內的毒素，還原美麗和健康。女人常吃具有緩解色斑，改善黯沉膚色的作用。

綜合上面所述，蕎麥內含豐富的營養物質，具有降血脂、明目、防止心腦血管疾病、降低血糖、祛斑美白的功效。同時，蕎麥也是糧食作物中具有較強殺菌消炎作用的糧食，故有「消炎糧食」的美稱。

蕎麥口感清香，是非常美味的食物，常常被加工成為蕎麥粉，用來製作蕎麥麵條食用，不僅營養豐富且口感獨特，這也就是為什麼在日本蕎麥麵如此風行的原因之一。蕎麥粉與其他麵粉一樣，可以製作糕點、涼粉、麵包等食用，口感都非常不錯，此外，如果妳平日偶爾也會喝點小酒，不妨就喝點蕎麥酒，不僅酒香色純，最重要的是健康，適量久飲具有強身健體的作用。

好了，說了這麼多有關蕎麥的好處，下面就趕快來學學如何烹調美味的蕎麥，好在自己閒暇的時候做一些好吃的犒勞自己。

櫻桃蕎麥薄餅

美麗材料：蕎麥、低筋麵粉、鹽、牛奶、櫻桃。

美麗烹調：

1. 將低筋麵粉過篩後，與蕎麥粉和鹽一起混合，再加入牛奶以刮麵刀拌勻成麵糊；櫻桃對切去籽，備用。
2. 舀2大匙的麵糊倒入平底鍋中，並以湯匙背將麵糊攤開成薄的圓片狀，以小火煎烙約1分鐘，在表面尚未完全煎熟之前排入櫻桃，再將薄餅捲起成圓柱狀，續煎1分鐘使重疊處固定即可。

美麗秘方：清新可口，健康美味。

這款薄餅非常適合上班族的妳當下午茶食用，既健康又美味，一定會讓妳的同事們都羨慕妳。

除了可以烹製美味的食物之外，蕎麥的藥用價值也是不容小覷的，因為蕎麥富含人體所需的八種氨基酸及豐富的無機元素，因此它對人體具有很好的保健作用，對許多疾病都具有防止作用。蕎麥的莖葉就具有利耳目、健胃、止血等作用，而常吃蕎麥粉還能夠有效的防治糖尿病、高血脂、胃病等疾病。

夏天到了，很多女生都容易出現腹脹等現象，這個時候，妳不妨將蕎麥粉放入鍋中炒香，加入水煮成稀糊服用，每天兩次，效果顯著。

此外，將蕎麥米與豬瘦肉一起煮粥，煮熟時加入準備好的黃瓜絲和胡蘿蔔絲一起煮熟食用，此粥品具有止咳、清肺的作用，很適合感冒時服用，美味且保健。不過值得一提的是，蕎麥好處雖多，但蕎麥不易於消化，因此在食用的過程中應盡量避免晚上食用，也不應一次食用過多。

心血管的保護神——大麥

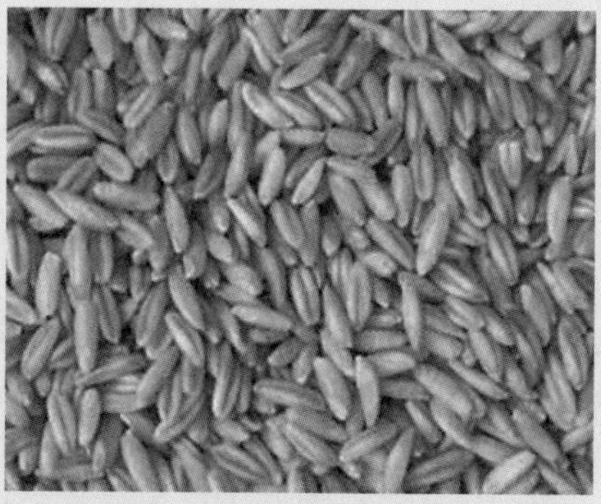

大麥礦物質中鉀和磷含量豐富，其次還含有鎂、鈣極少量的鐵、銅、錳、鋅等。大麥富含豐富的維生素B群。現在營養學家認為，大麥是一種美味的低鈉、低脂的健康食物，它既可以提供能量，又能幫助減肥。大麥中含有一種化合物，具有抑制肝臟產生「壞膽固醇」的能力，而壞膽固醇能夠栓環血管並導致心臟病和中風的發生。粗加工的大麥對健康非常有益。

妳擔心過自己的心血管健康嗎？如果對低於35歲的女性問這樣的問題，幾乎有80%的女生都會給一個這樣的回答——「我甚至沒有考慮過這方面的問題」。但事實證明，由於長期有壓力性的工作和不良生活習慣的影響，心血管類疾病已經不再是老年病，據世界衛生組織07年的一次調查顯示，每年患得心血管疾病的女性中，有接近半數的人群不滿30歲，有超過13%的人群不滿25歲，這兩組數字清楚的告訴妳，做為年輕的女性，妳同樣也要重視並預防心血管疾病。當然，妳也沒有必要因此而過分慌張，只需要從日常生活中，尤其是日常飲食中注意調整，盡量多食用一些對心血管有好處的食物，就能夠明顯降低患病率。

那麼除了合理、科學的生活習慣外，哪些食物能夠幫助女生解除這部分的擔憂呢？其實很簡單，沒有複雜的食材調配，只是簡簡單單的一種——大麥！

沒錯，就是妳平常食用的全麥麵包中的成分之一，下面就來看看大麥的營養成分吧！

大麥含蛋白質、脂肪、碳水化合物、鈣、磷、鐵、維生素B^{1}、維生素B^{2}、尼克酸、尿囊素等成分；每100克所含磷及尼克酸分別為400mg和4.8mg，是穀類中含量之冠。

現在營養學家認為，大麥是一種美味的低鈉、低脂的健康食物，它既可以提供能量，又能幫助減肥。大麥中含有一種化合物，具有抑制肝臟產生「壞膽固醇」的能力，而壞膽固醇會損害血管並導致心臟病和中風的發生。簡單加工的大麥對健康非常有益，生活中，大麥麵粉可以全部或部分代替小麥麵粉來食用。

大麥中含有抗癌成分，該成分可抑制在腸中產生的致癌毒素形成，進而有預防腫瘤的作用。

那麼好處多多的大麥，在挑選的時候有什麼需講究的嗎？一般來說，挑選大麥的方法很簡單，保證聰明的妳一看就會。

挑選大麥要挑選顆粒飽滿、表面是淡黃色並且有光澤的大麥，並切記不要購買發霉的大麥，霉變的大麥對身體無益有害，常常含有致癌物質黃麴黴毒素。因此，聰明的妳一定要在購買時仔細翻看一下大麥粒，以避免購買到劣質的大麥。

此外，姐妹們在家中貯藏大麥時，也應注意盡量將大麥放置在陽光充足且乾燥的地方，以防止大麥發潮變質不能食用。

下面就為姐妹們介紹幾種美味大麥的烹調方法，保證妳就此愛不釋手哦！

番茄大麥沙拉

美麗材料：大麥、番茄、香蔥、沙拉醬各適量。

美麗烹調：大麥煮熟，香蔥剁成碎末，兩者混合；將混合後的食材淋上沙拉醬；一部分番茄剁碎放入以上蔬菜中，攪拌即可食用。

美麗秘方：營養豐富，小巧可愛，色澤誘人，口感清新。

大麥薏仁茯苓粥

美麗材料：大麥100g，薏仁100g，土茯苓100g，冰糖適量。

美麗烹調：

1. 大麥、薏仁分別洗淨，冷水浸泡2～3小時，撈出瀝乾備用。

2.土茯苓洗淨，放入砂鍋中，加入1000ml清水，用大火煮沸後改成小火煮一個小時，用紗布濾汁備用。

3.將大麥、薏仁放入土茯苓汁中一起入鍋小火煮成粥，加適量冰糖調味即可食用。

美麗秘方：調養脾胃，營養豐富，口感香滑。

除此之外，喜歡簡單的妳還可以做大麥茶。大麥茶是用烘炒過的大麥放在水中泡製而成的，其實一般茶葉店均有出售，直接買回來沖泡著喝，很方便。大麥茶不但清香宜人，且富含維生素、礦物質、蛋白質、膳食纖維等對人體有益的物質。且有助消化、解油膩、養胃、暖胃、健胃的作用，長期飲用能收胃養顏、減肥的功效。

5

「粗」出來的魅力女人味

女人味是女人一種獨特的氣質，也是最能吸引異性的獨特魅力，一個沒有女人味的女人，就算樣貌似天仙也不能算得上是一個「完美」的女人。美麗的容顏總會有老去的一天，但女人的獨特氣質，則會隨著時間而慢慢積沉，如同陳年的紅酒一般越久越濃，讓妳由內而外散發著誘人的魅力。那麼到底該如何提升自己的女人味呢？只要妳依下面的內容去做，就離「完美」不遠嘍！

糯米，讓女人更有親和力

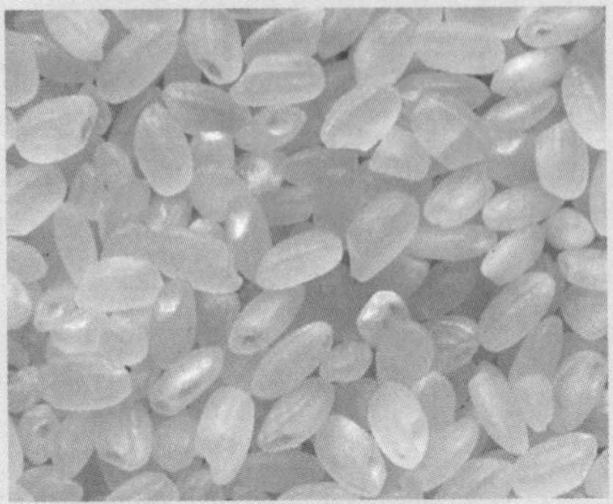

妳肯定希望自己的魅力越來越濃吧！但親和力不是可以簡單培養出來的，除了要主觀培養外，妳還可以透過食療來增進自己的親和力哦！而糯米就是一種能夠增長妳親和力的食物，實驗證明，經常食用糯米的女生，性情會變得更加溫柔，更具有親和力。下面來介紹介紹這位不可思議的「醫生」吧！

親和力事實上是比美麗更能讓女人受寵的力量，這也正印證了那句「女人不是因為美麗而可愛，而是因為可愛而美麗」。親和力的魅力就在於此，即使妳的樣貌不是那麼出眾，但是足夠的親和力卻能夠幫助妳實現「萬人迷」的願望，將妳對別人的吸引力無限延長，成為妳受寵於這個社會最堅強的基礎。

親和力與樣貌無太大關聯，也並非天生，而是後天培養而成，與女人的氣質相似，但多了幾分溫馨的感覺。

很多女生常常把親和力誤以為是因為年齡的關係，認為別人說自己富有親和力就等於是在說自己不漂亮、沒氣質、年紀老，但事實上，親和力才是女人真正需要培養的完美「情緒」，因為漂亮的臉蛋也會衰老，但親和力卻不會隨著年齡的增長而失去，反而會愈發吸引人，這就好比釀製陳年的老酒一般，聰明的妳是希望成為一罈飄香萬里的陳年老酒，還是成為外表漂亮卻抵禦不了多少「溫度」的冰淇淋呢？

答案可能早就在妳心裡了，妳肯定希望自己的魅力越來越濃吧！但親和力不是可以簡單培養出來的，除了要主觀培養外，妳還可以透過食療來增進自己的親和力。而糯米就是一種能夠增長妳親和力的食物，實驗證明，經常食用糯米的女生，性情會變得更加溫柔，更具有親和力。下面來介紹這位不可思議的「醫生」吧！

糯米又稱江米，是最傳統的家常食物，香軟黏滑，常被製成各種風味小吃，深受女生們的喜愛。如八寶粥、年糕……清香的新鮮糯米蘊含一年豐收吉祥的意義。糯米含有蛋白質、脂肪、醣類、鐵、鈣、磷、維生素B群等成分，是適於溫補強壯的食物，具有補中益氣、暖脾胃的作用，非常適合寒冷的季節食用。

糯米是一種溫和的滋補食品，有補虛、補血、健脾暖胃等作用，適用於食慾不振、氣虛引起的盜汗、氣短無力等症狀。另外，糯米還有收澀作用，對自汗有很好的食療效果。

此外，糯米還可以製成糯米酒飲用，對酒較有喜好的女生千萬不要錯過，與紅酒、白酒比起來，糯米製成的酒，作用更大且非常好喝，可用於滋補健身和預防治病，製作方法也非常簡單，妳自己就可以在家釀製：可用糯米、枸杞、杜仲、當歸等釀成糯米酒，時常喝一些，可以發揮提神、健身、美容、延年益壽、舒展筋骨的作用。

還有一種是用天麻與糯米釀成的糯米酒，時常喝點這種酒，能夠預防心血管疾病，有抗癌的功效，孝順的妳不妨釀製一些回家送給自己的父母。

糯米是大多數女生經常食用的食物之一，所以在購買糯米的時候，女生們應該掌握一定的挑選技巧，想要挑選出優質的糯米，一定注意以下幾點：

以放置了三、四個月的糯米為佳，因為新鮮的糯米不易煮熟，也較難吸收佐料，製作的過程相對來說複雜很多，且新鮮的糯米口感也較放置一段時間後的糯米差，不那麼甜軟。

看糯米的特徵，糯米主要有兩種，一種是橢圓形的，挑選的時候看它是否粒大飽滿；還有一種是細長形的，這種挑的時候要看是否發霉或壞掉。總之都應以米粒均勻、飽滿、顏色白皙、有米香、無雜質的為好。

糯米的吃法有很多種，愛吃糯米的人不妨嘗試一下下面的做法，看看口味如何？

糯米紅棗

美麗材料：無核紅棗250g，糯米粉100g，豬肉餡200g。

美麗烹調：

1. 糯米粉加入30g溫水，攪拌後揉成糰，再搓成小條。
2. 紅棗浸泡10小時備用。
3. 用小刀在紅棗中切一刀，然後把準備好的糯米小條夾進去，再撒上冰糖水，在蒸籠蒸一個小時即可食用。

美麗秘方：補血，美容養顏。

糯米還有治療失眠的作用，如果妳正被失眠困擾，不妨取200g糯米，100g百合一起煮粥，最後再放入適量的紅糖調味，有補中益氣、健脾止瀉、養胃潤肺、治療失眠的作用。

糯米雖然好吃，但在食用時，也有注意的事項，以免食用不當，讓營養喪失或傷害身體。

使勁揉搓：糯米表層含有很多蛋白質、維生素B群以及鈣、鎂、磷等物質。使勁揉搓，會將這些浮在表層的營養物質搓掉，同樣長時間浸泡，也會造成營養物質的流失。

涼吃糯米：因為糯米本身就很難消化，涼吃糯米會更難消化。

一次食用太多：很多女生都喜歡吃糯米，因此常常會一次食用太多，這樣吃法，很容易傷害到身體。尤其是對脾胃虛寒的女生來說，如果因為一時貪食吃了太多，可以適當地四處走動，一方面有助於消耗熱量，一方面可以促進腸胃蠕動。

經常食用馬鈴薯能有效緩解抑鬱情緒

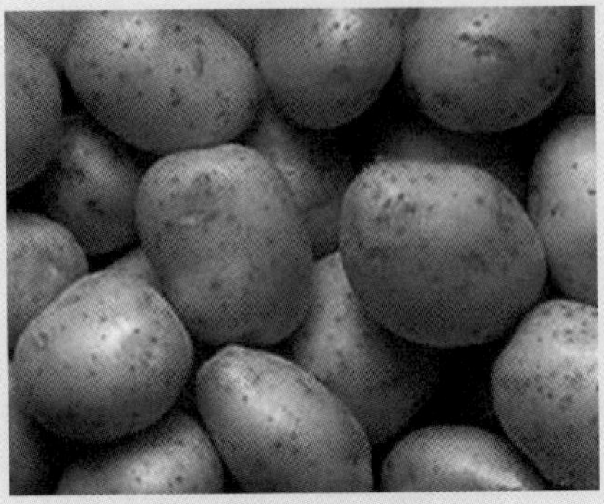

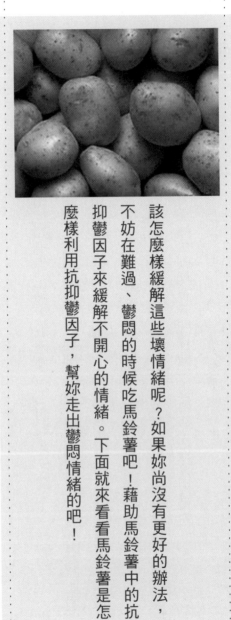

該怎麼樣緩解這些壞情緒呢？如果妳尚沒有更好的辦法，不妨在難過、鬱悶的時候吃馬鈴薯吧！藉助馬鈴薯中的抗抑鬱因子來緩解不開心的情緒。下面就來看看馬鈴薯是怎麼樣利用抗抑鬱因子，幫妳走出鬱悶情緒的吧！

快節奏的生活，壓力大的工作是不是總是讓妳筋疲力盡，甚至有些力不從心。面對複雜的人際關係和那些無法分辨真偽的話語，妳是不是時常感到無助與壓抑。太多的不如意與事與願違，侵襲著每個女生的神經，讓她們在白日越來越堅強，卻在一個人的時候越來越鬱悶。

做為女人的妳無法改變世界，但卻可以改變自己，當妳覺得難過、鬱悶、壓抑的時候，妳可以試著改變自己，也許很多女生看到這樣的話，一定有種覺得不切實際的感覺，畢竟難過的情緒是無法在一時間緩解的，在讀大學的時候，尚可以找姐妹們訴說，出去玩發洩，然而現在的妳，身邊的姐妹越來越少，能出去玩的時間也越來越少，那麼，該怎麼樣緩解這些壞情緒呢？

如果妳尚沒有更好的辦法，不妨在難過、鬱悶的時候吃馬鈴薯吧！是的，妳絕對沒有聽錯，就是吃馬鈴薯，不要以為我是讓妳暴飲暴食來達到消除鬱悶之情，而是讓妳藉助馬鈴薯中的抗抑鬱因子來緩解不開心的情緒。下面就來看看馬鈴薯是怎麼樣利用抗抑鬱因子，幫妳走出鬱悶情緒的吧！

馬鈴薯和玉米、小麥、水稻、燕麥被稱為世界五大糧食作物。馬鈴薯因營養豐富而有「地下人參」的美譽。其塊莖中富含澱粉、蛋白質、脂肪、粗纖維。它所含有的熱量低於穀類糧食，是理想的減肥食物，馬鈴薯所含的纖維素細嫩，對腸胃黏膜無刺激作用，有緩解或減少胃酸分泌的作用。

馬鈴薯中的蛋白質無論是營養價值，還是保存時限都是非常卓越的。據營養學調查，每500g馬鈴薯內的營養含量相當於2000g蘋果內含有的營養價值。馬鈴薯在補足人體需要的幾乎全部營養素的同時，那豐富的纖維素可以讓胃鼓鼓的，有飽足感，具有強效的減肥功效。

此外，常吃馬鈴薯有助於抒發不良情緒，馬鈴薯中含有的一種多酚物質能夠刺激大腦神經，保持大腦神經的鬆弛狀態，能夠緩解大腦皮層的緊張感，發揮舒緩情緒、助眠的效果。

馬鈴薯中還含有豐富的鉀元素，可以有效的預防高血壓。馬鈴薯含有的蛋白質和維生素C除了對大腦細胞具有保障作用外，還能降低血液中膽固醇的含量，使血管有彈性，進而防止動脈硬化。此外，馬鈴薯含有豐富的賴氨酸和色氨酸，這可是一般食物無法比擬的。

馬鈴薯含有大量的纖維素，能夠有著通便的作用，幫助即時排泄代謝毒素，防止便秘，預防腸道疾病的發生；馬鈴薯能夠提供人體大量特殊的黏液蛋白，保持血管彈性，有利於預防動脈硬化；馬鈴薯同時又是一種鹼性食物，有利於維持人體酸鹼平衡，中和體內多餘的酸性物質，易於消化，營養豐富。

怎麼樣？馬鈴薯的確是個好東西吧！如果妳對馬鈴薯的認識曾經一度只侷限在炸薯條上，現在是否對它有了一個新的認識？但值得一提的是，雖然馬鈴薯營養豐富，但炸薯條卻是致癌的，因為高溫油炸後，馬鈴薯的大部分營養物質都被耗盡，反而會與馬鈴薯外部的物質產生變異，產生對身體有害的物質，對健康有害無益，因此，聰明的妳還是放棄去食用那些沒有營養的炸薯條，盡可能的在家烹調營養的馬鈴薯吧！既然是在家中烹調，那麼妳面臨的首要問題就是如何挑選優質的馬鈴薯。

聰明的妳在挑選馬鈴薯時，千萬不要購買那些發芽、綠皮、發軟、發黑的馬鈴薯，這些馬鈴薯都不能食用，已經變質，人吃了會引起中毒。

馬鈴薯的營養價值曾經一度被忽視，而今成了營養學家青睞的明星食物，被認為是世界上最偉大的食物。馬鈴薯既可以做為主食，又可以做為配菜。下面就為各位美眉介紹幾種既營養又美味的馬鈴薯烹調法吧！

馬鈴薯濃湯

美麗材料：馬鈴薯一個，胡蘿蔔、香芋50g，切成絲的洋蔥適量。

美麗烹調：

1. 將馬鈴薯、胡蘿蔔、香芋切丁備用；鍋中放入適量的清水和適量的高湯粉，將切好的材料放入鍋中煮。
2. 加入適量的鮮乳酪，攪拌均勻，在馬鈴薯煮爛後用攪拌棒將其搗碎，再煮2分鐘放入適量的鹽即可起鍋，起鍋後放入適量處理好的洋蔥絲即可食用。

美麗秘方：鮮美無比，沁人心脾。

火腿馬鈴薯泥

美麗材料：馬鈴薯100g，火腿10g，黃油2g。

美麗烹調：

1. 馬鈴薯去皮洗淨，切成小塊放入鍋中，加入適量的水煮爛，搗碎備用。

2. 火腿切碎，將處理好的馬鈴薯泥盛入小碗內，撒上火腿碎即可食用。

美麗秘方：色香味俱全，營養豐富。

除了能夠成為美味佳餚外，馬鈴薯還有很好的藥用價值，有調和脾胃、健脾利濕、清熱解毒、降糖降脂、活血消腫、美容抗炎、抗衰老的作用。下面就為姐妹們介紹幾種與馬鈴薯有關的小偏方，看看能不能對妳有些許幫助！

如果妳最近或一直有便秘的症狀，那麼從現在開始，妳就不要再上廁所如上刑場一般心慌氣悶，終於可以順心了。因為，接下來正要為大家介紹一種治療便秘行之有效的馬鈴薯小偏方。妳可以拿來幾個新鮮的馬鈴薯，切碎後放入榨汁機裡榨汁，每天早餐前空腹及中午中飯前1小時服用250ml（大概半杯就可以），雖然味道不是很好，但是療效很顯著，連續7天是一個療程，連續喝兩個療程，即使是頑固性便秘也會得到緩解。

怎麼樣，心動的話就去試試吧！很多人親身嘗試過，效果超讚哦！這麼看來，馬鈴薯還真是女人養生中的一寶，但雖然馬鈴薯食用簡單，在食用馬鈴薯的過程中還是應遵循科學的食用方法，以避免陷入隱蔽的錯誤，導致中毒，因此食用馬鈴薯這「小傢伙」時更要把握好分寸，這樣才能吃出健康，遠離危害。下面是為美眉們歸類出來的幾種常見的錯誤食用馬鈴薯方法，供各位美眉參考借鑑。

不少女生在食用馬鈴薯時因為貪省事等原因常常不削皮，但事實上，這是一種非常錯誤的食用方法，因為馬鈴薯含有一種有毒的生物鹼，多集中在外皮，人體食用後會引起中毒、噁心，因此，食用馬鈴薯必需要削皮。再有就是很多不怎麼下廚房的女生，常常連發芽或者綠皮的馬鈴薯也吃，這種做法是非常危險的，如果妳吃過且沒有中毒，那妳真的應該在第二天買張彩券，因為妳真是太幸運了。發芽的馬鈴薯會產生大量的有毒物質——龍葵素，這是一種神經毒素，可以抑制呼吸中樞，切忌食用發芽的馬鈴薯，如果食用一定要把發芽的地方挖深一點，用水多煮一段時間。綠皮馬鈴薯其生物鹼毒素遠高於發芽的馬鈴薯，如果說馬鈴薯發芽經過處理好尚能食用，但綠皮的馬鈴薯就絕對不能吃了，吃了輕則腹瀉、嘔吐，重則危及生命。

再聰明一點，蠶豆給妳的「智慧」

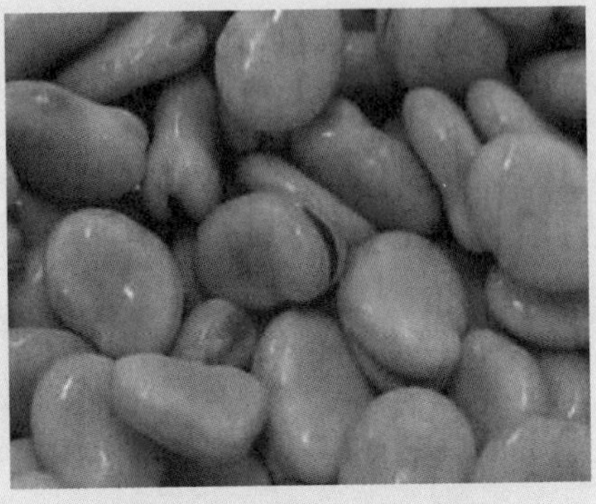

蠶豆中含有可調節大腦和神經組織的重要成分錳、鈣、鋅、磷脂等，並含豐富的膽石鹼，這對增強記憶力和健腦有顯著的功效。如果妳是正在應付考試或者從事腦力的女生，適量進食一些蠶豆會讓妳有意外的收穫，說不定原本不抱希望的科目也會全優哦！

妳是聰明的女孩嗎？從小到大妳是否滿意妳的智商，覺得自己反應都是那麼快？還是總是比其他人慢半拍呢？而現在已經工作的妳，是否感到工作壓力讓妳有點腦力透支呢？如果妳正在準備突擊一項工作專案或是一門考試，卻又擔心自己的大腦不是那麼靈光，不妨食用一些蠶豆，其補腦、健腦的功效與核桃有過之而無不及。

蠶豆又稱為羅漢豆，是豆類中深受女生們喜愛的食物，其營養價值也非常高。蠶豆中含有很高的蛋白質和醣，且蠶豆中的蛋白質不含膽固醇，可以提高食品的營養價值，能夠發揮預防心血管疾病的作用；蠶豆中富含的鈣及維生素C，對增進骨骼對鈣的吸收和鈣化、促進骨骼生長及降低人體內的膽固醇含量、促進腸胃蠕動有顯著的功效。

另外，蠶豆中含有可調節大腦和神經組織的重要成分錳、鈣、鋅、磷脂等，並含豐富的膽石鹼，這對增強記憶力和健腦有顯著的功效。如果妳是正在應付考試或者從事腦力的女生，適量進食一些蠶豆會讓妳有意外的收穫，說不定原本不抱希望的科目也會全優哦！

總之，蠶豆是一種營養豐富而吃法多樣的飲食佳品，蠶豆的嫩莢果無論是炒、煮或是當作素菜食用都非常美味；乾扁豆還能夠加工成多種零食。但與吃法多變的蠶豆比起來，挑選蠶豆可就不是件容易的事了。蠶豆的種類較多，其用途也大不相同，所以姐妹們在選擇蠶豆的時候一定要多注意。蠶豆按照顆粒的大小可分為大粒蠶豆、中粒蠶豆、小粒蠶豆三種類型。一般食用的都是大粒蠶豆，中、小粒則用於做飼料用。購買蠶豆時，應買有新鮮綠皮且豆子顆粒飽滿的蠶豆；顏色發黑、乾癟的蠶豆是劣質蠶豆不能購買。蠶豆是一種大眾蔬菜，吃法繁多，但以下的食用方法妳可曾聽說過呢？趕快來試試吧，別有一番滋味哦！

椿芽蠶豆

美麗材料：蠶豆一斤。香椿50g，鹽、雞粉、醬油、香油各適量。

美麗烹調：

1. 剔除蠶豆的豆筋和豆皮。
2. 將蠶豆放入沸水中煮熟。
3. 椿芽洗淨汆燙撈出瀝乾水備用。
4. 將汆燙後的椿芽切成末。
5. 將處理後的蠶豆和椿芽放在一起，放入適量的鹽、雞粉、醬油、香油調味後攪拌均勻即可食用。

美麗秘方：椿芽淡雅、清香，鮮嫩爽口。

除了比較清淡的烹製方法外，如果妳是個喜歡麻辣食物的「火爆」女生，也可以嘗試一下下面這道菜餚哦！

麻椒蠶豆

美麗材料：蠶豆200g，花椒、辣椒、蔥、薑、蒜、醬油、鹽、雞粉、白糖、醋、香油各適量。

美麗烹調：

1. 將蠶豆洗淨放入油鍋中炒至金黃色，加入適量的清水煮半個小時後撈出蠶豆裝盤。

2.將蔥、薑、蒜切成末，花椒和辣椒放入水中浸泡5分鐘，瀝乾水後辣椒切絲，炒鍋燒油，待油溫八成熱時放入花椒和處理好的辣椒，爆香後起鍋備用。

3.將處理好的花椒、辣椒油，蔥、薑、蒜末放入盤中與蠶豆攪拌均勻，調入適量的醬油、醋、香油、鹽、雞粉即可食用。

美麗秘方：麻辣爽口，營養豐富。

怎麼樣，如果妳親自下廚烹調了這兩道菜餚，妳一定會深深地愛上蠶豆，當然，蠶豆除了可以烹調出美味的菜餚外，還有一些妳可能不瞭解的小用途哦！下面就給各位女生介紹一種用蠶豆炮製的保健秘方，要耐心看哦！

維持乳房的健康，是女性保健環節中很重要的一點，但是，還是有些時候它們會不遂人願的長些腫塊，威脅健康。此時，妳應該即時去醫院檢查，如果查出並不是機理性的病變後，妳可以將少許玫瑰花、蠶豆花分別洗淨瀝乾，一同放入茶杯中，開水沖泡，燜10分鐘後飲用，早晚各一次，一個月內即可見效，此種茶飲還有駐顏的功效。

蠶豆的吃法很多，既可以炒菜、涼拌，又可以做成各式各樣美味的小零食，難怪會受到女生們的喜愛，但即便如此，妳在食用過程中還需要注意一些問題。

蠶豆千萬不能生吃，也不能過量服用，以免給腸胃造成壓力，損害腸胃功能，此外，蠶豆也不能夠與田螺一起食用，這兩種食物生性相剋，一起吃會引起腸胃絞痛。

清肝解毒，扁豆讓女人「清爽」100%

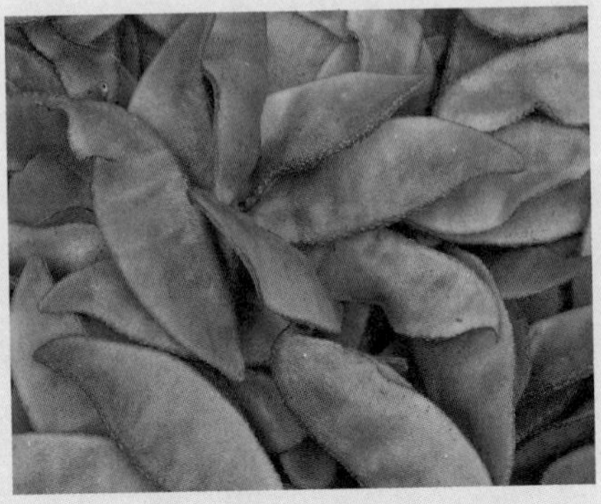

年輕的妳就應該享受輕鬆愉悅的生活，那麼，該如何做呢？當然要從根源找起，如果是肝火燥熱等引起的，就應該從清肝解毒開始，肝氣順了，全身涼了，妳自然也就感覺處處順心了。除了要多做些戶外活動外，妳還應該多吃些能夠清肝解毒的扁豆，不要覺得這小小的扁豆不起眼，它的功效可不能小看哦！下面就來看看吧！

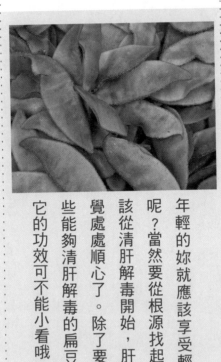

年輕的妳是否已經開始覺得有點更年期前置的感覺，除了那容易讓人煩躁的生理期外，一個月的大部分時間妳也一樣處在一種煩惱的情緒之中，找不出原因，對很多事情都不耐煩。實際上，這些症狀與更年期完全沒有關係，但也不要就此掉以輕心，因為這很可能說明妳的身體某些環節出現狀況，比如：肝火燥熱、脾腎虛寒等，需要即時調節，妳肯定不希望自己未滿30歲卻總是煩躁的坐立不安，活像一個正在經歷更年期的大嬸吧！

年輕的妳就應該享受輕鬆愉悅的生活，那麼，該怎麼樣改變這種不良的症狀呢？當然要從根源找起，因為是肝火燥熱等引起的，就應該從清肝解毒開始，肝氣順了，全身涼了，妳自然也就感覺處處順心了。除了要多些戶外活動外，妳還應該多吃些能夠清肝解毒的扁豆，不要覺得這小小的扁豆不起眼，它的功效可不能小看，下面就來看看吧！

扁豆可謂是女生們餐桌上常見的蔬菜之一。無論是單獨清炒，還是和肉類同燉，抑或是涼拌，扁豆都是很受女人喜歡的食物。

扁豆含有蛋白質、碳水化合物，但與此同時，扁豆內也還含有毒蛋白、凝集素以及能引起發溶血症的皂素。所以，切記扁豆一定要煮熟以後才能食用，否則可能會出現食物中毒現象。

扁豆的營養成分非常豐富，包括蛋白質、脂肪、醣類、鐵、鈣、磷及食物纖維、維生素A、維生素B及維生素B群等；扁豆衣的維生素B群含量尤為豐富，此外，扁豆還含有更富的葡萄糖、磷脂、蔗糖，具有健康、益氣、化濕、消暑的作用。豌豆具有清香味，屬性溫和，可溫補脾胃。

常吃扁豆能夠有著理氣、順氣的作用，尤其適合脾氣急比較暴躁的美眉哦！

番茄烤扁豆

美麗材料：扁豆一斤，洋蔥60g，番茄汁50g，芹菜30g，白蘭地酒30g，紅葡萄酒30g，鹽、胡椒粉、辣椒油、香葉、蔥、薑、蒜、黃油各適量。

美麗烹調：

1. 扁豆去豆筋洗淨，切成斜片，沸水燙至八分熟，然後用冷水泡涼，瀝乾水分備用。
2. 洋蔥洗淨切成碎末，蒜切碎備用。
3. 用炒鍋燒融黃油，加蔥末爆香後加入番茄汁、芹菜、香葉，翻炒幾下，放入扁豆一起再翻炒幾下，加入白蘭地酒和紅葡萄酒、鹽、胡椒粉和蒜末，最後放入少許辣椒油即可出鍋食用。

美麗秘方：口味濃郁，清香可口。

扁豆除了可以成為女生們餐桌上的美味佳餚外，還具有一定的食療作用，如：治療消化不良：扁豆花15～25g，水煎加糖服用；治療脾胃不和，慢性腹瀉：胡蘿蔔、扁豆各60g，粳米100g，將扁豆浸泡水，胡蘿蔔洗淨切絲，粳米淘洗乾淨，然後一起放入鍋內，加水1000ml，按照煮粥的方法烹調即可。

扁豆是夏季最為常見的食品，一定有不少女生認為扁豆就像番茄、黃瓜一樣，涼拌也能吃，其實，這種做法是非常錯誤的。扁豆和菜豆一樣，都需要煮熟後再食用，否則就會引起中毒。此外，還要注意盡量選擇嫩的扁豆食用，不要吃老扁豆。加工前，最後把扁豆兩頭的莢絲去掉，在水中浸泡15分鐘，這樣吃起來才是放心的。

黑米讓妳的魅力永久散發——不衰老的秘密

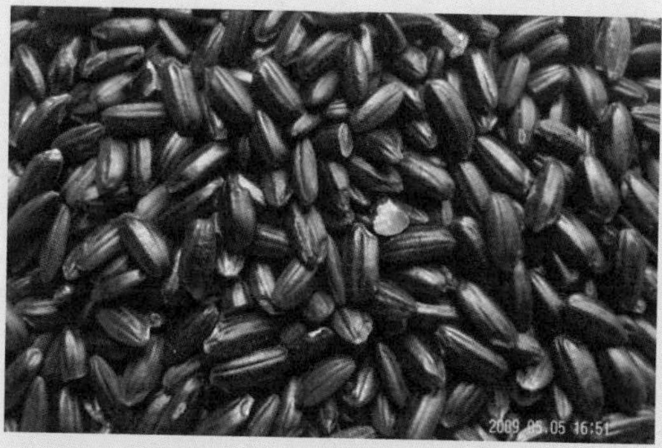

黑米中的膳食纖維含量很豐富，膳食纖維能夠降低血液中的膽固醇含量，有助於預防冠狀動脈硬化引起的冠心病；當然，黑米也含有不少的抗衰老、抗氧化的維生素E，大量的維生素E聚集一起能夠抵抗具有強氧化作用的致癌物質，促進人體能量代謝，促進血液循環，預防血管硬化，降低患得心腦系統疾病機率，讓妳擁有一顆健康的小心臟。另外，黑米還具有抗衰老的作用，主要是因為它的外部皮層中含有花青素類的色素，這種色素本身具有很強的抗衰老作用。

年輕漂亮的妳有沒有想過自己有天將會變老，面對無法改變的事實，妳是否也開始煩惱。衰老是每個女人最不願意卻必需要面對的事情，雖然現在市面上推出很多抗衰老、駐顏的美容產品，但即便能解決女人容貌衰老的問題，可是壽命的期限如何延遲？再說了，就算勉強能夠活很長的時間，萬一不健康怎麼辦，什麼事情都得依靠別人幫忙做，自己完全喪失了生活的能力，那等同於白費啊！

事實上，有這樣想法的女生不在少數，妳可能不會一直思考老了以後的問題，但是當妳一個人的時候，當妳突然寂寞時，妳就會自然地想到自己的今後生活，聯想到自己的晚年生活，這個時候，沒有人不希望自己能夠健康、快樂的生活，沒有不希望自己能延年益壽的人，只是當女生們想到這樣的詞語後，又會馬上告訴自己「別傻了」，哪有什麼能延年益壽的事啊！

可是親愛的姐妹們，這世界上奇蹟那麼多，妳怎麼就不願意相信自己能夠延年益壽呢？其實，想要延年益壽非常容易，尤其是對很年輕的妳來說，只要妳從現在做起，抓緊對身體的保健、養護，養成正確、健康的生活習慣，到時候，妳想不延年益壽都不行。

其中方法之一就是利用正確的食療，而食療中作用最大的食材非「黑米」莫屬。黑米是稻米中珍貴的品種，素有貢米、長壽米之稱，具有特殊的營養價值，現在營養學分析，黑米的營養成分非常豐富，對延年益壽有顯著功效。

與一般的白米比起來，黑米不僅蛋白質含量高，人體所需的八種氨基酸富含齊全，還含有大量的黑米色素、多種微量元素和維生素，特別是富含鐵、鋅、硒、維生素B群等。

黑米中的膳食纖維含量很豐富，膳食纖維能夠降低血液中的膽固醇含量，有助於預防冠狀動脈硬化引起的冠心病；當然，黑米也含有不少的抗衰老、抗氧化的維生素E，大量的維生素E聚集在一起能夠抵抗具有強氧化作用的致癌物質，促進人體能量代謝，促進血液循環，預防血管硬化，降低患得心腦系統疾病機率，讓妳擁有一顆健康的小心臟。

此外，黑米中含有豐富的人體必需的微量元素如硒、鋅、鐵、銅等。硒是人體必需的營養素，是一種強抗氧化劑，作用雖然與維生素E相似，但功效更強。硒能夠防止不飽和脂肪酸的氧化，抑制對機體有損害作用的過氧化物和自由基的產生，保護細胞免受損害。而鋅、鐵和銅則對血管有著很好的保護作用。

黑米具有抗衰老的作用，主要是因為它的外部皮層中含有花青素類的色素，這種色素本身具有很強的抗衰老作用。研究顯示，米的顏色越深，則表皮色素的抗衰老作用就越強，黑米色素的作用在各種顏色的米中是最強的。此外，這種色素中還富含黃酮類活性物質，對預防動脈硬化有很好的作用。

食物營養價值的一般規律告訴我們，同樣材料的食物，顏色越深，營養價值越高，這個規律同樣適用於米類，所以黑米的營養價值遠高於白米。

目前市場上常見的黑米有摻假的情況，一是因為存放了太長時間的劣質黑米，二是染色後的充數黑米。因此，在購買黑米時一定要擦亮眼睛，真正的黑米洗後雖然也會褪色，但絕對沒有染過色的黑米那麼嚴重。

一般想要買到優質黑米只要遵從兩個原則就好，一是「看」，看黑米的顆粒是否飽滿，大小是否均勻，顏色正常，不會特別烏黑油亮；二是「聞」，黑米有一種天然的米香，妳可以在購買時抓一把黑米放在嘴邊，哈一口氣，若能聞到米香則說明是好的黑米，若有異味，則很可能是已經發霉變質的黑米，這種黑米千萬不要買。

黑米的營養豐富，如何讓黑米的營養被人體全面的吸收，發揮最大的功效，這就要講究吃法了，下面就為美眉們介紹幾種，心動的妳不妨一試哦！

黑米桂花粥

美麗材料：黑米100g，紅豆50g，蓮子30g，馬鈴薯30g，桂花20g，冰糖適量。

美麗烹調：

1. 黑米洗淨，浸泡6小時；紅豆洗淨浸泡2小時。
2. 蓮子洗淨，馬鈴薯洗淨，瀝乾水分備用。
3. 開鍋，將黑米、紅豆、蓮子放入鍋中，加入1000ml的清水，大火煮沸後文火煮1小時。
4. 加入馬鈴薯再煮30分鐘；加入桂花、適量的冰糖攪拌即可關火食用。

美麗秘方：營養豐富，口感細膩，滋補強身，防止肥胖，養顏美容。

爽口鮮果飯

美麗材料：白米250g，黑米50g，哈密瓜1個，奇異果2個，腰果50g，蘋果1個，檸檬汁適量。

美麗烹調：

1. 白米和黑米洗淨浸泡；哈蜜瓜去皮切丁；奇異果、蘋果去皮切丁；腰果炸熟備用。
2. 泡好的米放入悶鍋中蒸煮30分鐘直到全熟。
3. 將水果丁、適量檸檬汁與米飯一起攪拌均勻即可食用。

美麗烹調：清熱降火、美容養顏。

如果妳已經心動了，那麼就趕快來試試吧！此外，黑米除了營養價值高，能夠烹調美味食物外，其藥用價值也是不容忽視的，經常食用黑米還可以防止疾病。下面就是一些黑米的使用偏方，提供給美眉們參考。

對氣血不足、體質虛弱的女生來說，食用黑米是再好不過的進補方式，如果妳也有類似的煩惱不妨取100g黑米，500g雞肉，先將雞肉切塊用水清洗一下，然後將黑米與雞塊一起放入砂鍋，加入鮮湯和各種調味料，隔水蒸煮，待雞肉與黑米全熟後，即可食用，尤其適合剛做了媽媽的女生，可以讓老公煮來試試。

黑米是「米中之王」，營養價值非常高，但是如果食用不當，就無法幫助營養的吸收，食用的味道也會發生變化。

直接煮：黑米直接煮很難煮爛，因為黑米外部有一層硬質的外殼，所以，食用黑米時必需事前浸泡5～6個小時。

單獨煮：不少女生喜歡吃黑米，就直接把它煮成粥吃，事實上，這種做法是很不科學的，黑米黏性小，單一煮粥不易將營養素全部蒸煮出來，且口感也不好，最好的搭配就是與糯米一起煮粥，營養好且口感好。

丟掉泡米水：不少女生會把浸泡黑米的水倒掉再用清水煮粥，事實上，這樣是一種雙重的浪費，一來浪費水資源，二來會浪費黑米的營養，因為被水浸泡過的黑米，大部分的營養物質會被釋放出來，應該用泡米水煮粥，這樣才能鎖住這些釋放出來的營養物質，以便被身體更好的吸收利用。

芡實，讓妳越吃越滋補

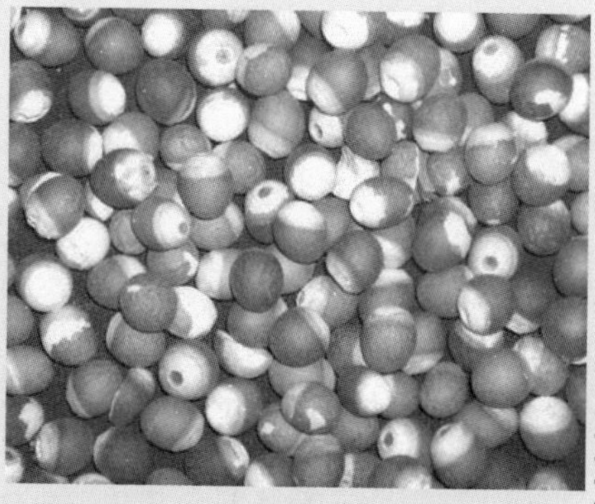

芡實極容易被人體吸收，特別是在夏天炎熱及秋季乾燥的季節，脾胃功能衰退，進入秋涼後，功能還沒有得到恢復，適當使用，不但能夠健脾益胃，還能補充營養素，能夠調理脾胃，滋養肺臟，作用在肌膚上，就是使肌膚充滿光澤、水潤飽滿。最常見的芡實美膚食療方法就是用芡實與瘦肉一起燉煮，除了能夠滋養身體還具有治療接觸性頭痛、關節痛等作用。

四季交替，妳是否會在交替之處時明顯感到身體的虛弱，皮膚也越來越粗糙，失去原有的彈性，本以為過幾天就會緩解，可是事實證明，幾天之後依舊如故，這種症狀尤其在秋冬季節出現機率最多。保濕產品一點也沒少用，養顏美容的保健藥物也沒少吃，可是為什麼有的女生就光彩照人，而自己卻總是像個「村姑」似的。

究其原因，才發現原來是自己太注重外表的滋養，而忽略了內部自然地調節與滋養，雖然保健藥物也有滋養內調的作用。不過，「是藥三分毒」，常常調養的作用還沒有見到成效，破壞身體自身機能的作用就已經起效了。這麼看來，這就不難找出那麼多美膚產品、保健藥品都無法使妳美麗煥發的原因了。想要皮膚水亮，吹彈可破，就一定要從內而外的調理、滋養，而說到滋養，就不得不提下面即將為姐妹介紹的這種粗糧——芡實。

芡實的用途很大，其種仁芡米營養豐富，美味可口，是秋季滋補的佳品。芡米除食用外，還可以釀酒。芡實含碳水化合物非常豐富，約為75.2％，而脂肪含量則只有0.2％，因此它極容易被人體吸收，特別是在夏天炎熱及秋季乾燥的季節，脾胃功能衰退，進入秋涼後，功能還沒有得到恢復，適當使用，不但能夠健脾益胃，還能補充營養素，能夠調理脾胃，滋養肺臟，作用在肌膚上，就是使肌膚充滿光澤、水潤飽滿。最常見的芡實美膚食療方法就是用芡實與瘦肉一起燉煮，除了能夠滋養身體還具有治療頭痛、關節痛等作用。

與此同時，芡實還含有豐富的澱粉，可以給人體提供熱量，並含有很多種維生素和礦物質，維持體內所需的營養成分。此外，芡實還可以加強小腸的吸收功能，提高尿木糖的排泄率，增加血清胡蘿蔔素的含量，對預防肺癌、胃癌等有顯著作用。

芡實被喻為水中人參，是頗受女生歡迎的夏令時節佳品之一，美眉們在購買芡實的時候，一定要注意以下幾點：

芡實的質地好壞首先取決於外觀色澤，色澤白亮、形狀圓整是比較好的芡實，反之則為陳貨，不宜購買。

芡實營養豐富，保健功能很強，特別是在夏季，美眉們不妨為自己也為親愛的人準備些芡實食用，滋補效果很好哦！下面介紹幾種烹調芡實的方法。

雞肝芡實粥

美麗材料：粳米100g，雞肝100g，芡實50g，鹽、香油適量。

美麗烹調：

1. 粳米、芡實淘洗乾淨用清水泡軟瀝乾備用。
2. 雞肝洗淨，切成片。
3. 鍋中加入1000ml冷水，放入粳米、芡實旺火煮沸後文火燉煮。
4. 10分鐘後放入處理好的雞肝，攪拌均勻，再燉煮一段時間直至粥熟加入適量的調味料即可食用。

美麗秘方：抗衰老，滋養補腎。

木瓜芡實枸杞湯

美麗材料：木瓜900g，芡實50g，枸杞適量，銀耳20g，瘦肉300g，鹽適量。

美麗烹調：

1.銀耳冷水浸泡20分鐘，沖乾淨後撕碎；木瓜去皮、去核後切成小塊。

2.在鍋中煮水沸騰後，放入木瓜、芡實、銀耳和瘦肉。燉煮2個小時之後，放入枸杞再燉煮10分鐘，再放入適量的鹽調味即可食用。

美麗秘方：清新可口，滋補養顏。

合理的烹調和食用方法是獲取更多營養素的重要途徑，看看下面的錯誤，是不是聰明的妳也曾犯過呢？

頭一個錯誤就是大火燉煮。在煮芡實的時候，要用小火慢慢的燉煮，方能有著補養的作用，開大火則很容易將芡實內的營養物質蒸發掉。另外，在烹調芡實前要剝掉其外殼，以免影響芡實的口感。

另一個錯誤則是一次食用太多。任何東西都應該有節制的食用，一次食用過多就會對身體造成損害，芡實若一次食用太多則很難消化吸收，容易引起胃絞痛。

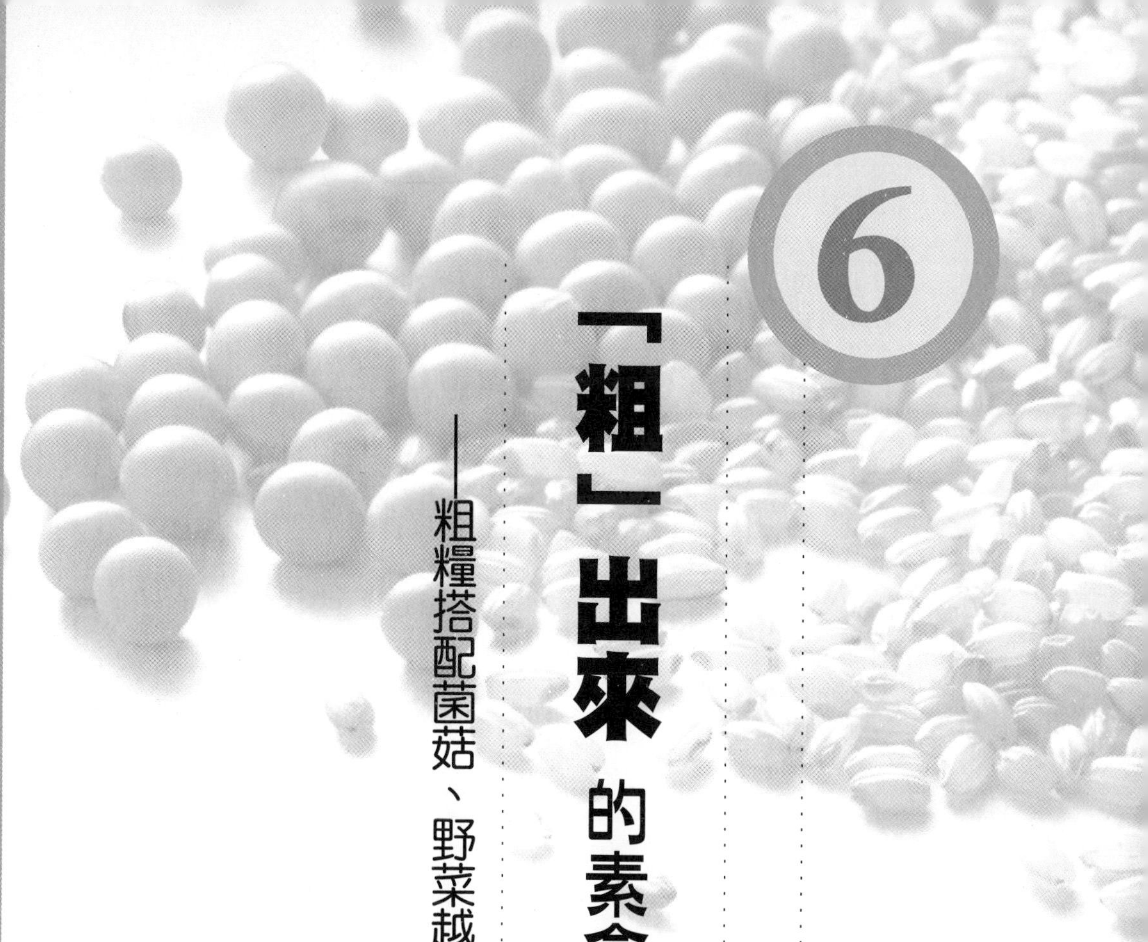

6

「粗」出來的素食緣

——粗糧搭配菌菇、野菜越吃越快樂

妳是一個什麼類型的女生呢？是活潑好動還是成熟穩重呢？無論生活中的妳以哪一面示人，妳都應該經常食用一些粗糧，因為它能夠讓妳從裡到外充滿活力，更快樂的生活。

生活中，大部分女生都要自己工作賺錢，尤其對未婚並在異地生活的女生來說，很多壓力需要她們去面對，一般的情況下，也只能一個人解決這些問題。然而，女人雖然在獨立生活與男人平等了，但在工作中，卻常常難免受到性別歧視，有時自己明明做得很好，卻正因為是女生，公司擔心妳的領導能力和工作抗壓力而讓比妳差很多的男同事成為了妳的上司……諸如此類的煩惱與壓力充斥著妳的生活，有時壓力甚至讓妳透不過氣，妳難過、不開心，甚至對生活喪失了信心與活力，原本不滿三十歲的妳卻越來越「老成」，不去參加姐妹們的聚會，不再沉迷於逛街買衣服，不僅嚴重影響妳的工作效率，還讓妳的生活變得毫無樂趣可言。

如果妳正經歷這樣的情況，那妳不妨多吃些粗糧吧！並在烹調粗糧的同時加入一些別具風格的菌菇類及野菜類食物，不僅能夠中和粗糧粗糙、不易消化的特性，還能夠做到營養均衡搭配，而不同的粗糧搭配不同的菌菇還能夠碰撞出別樣的精彩，讓妳越吃越快樂，越吃越健康。經常食用，一定會讓妳愛不釋手！

菌菇類：

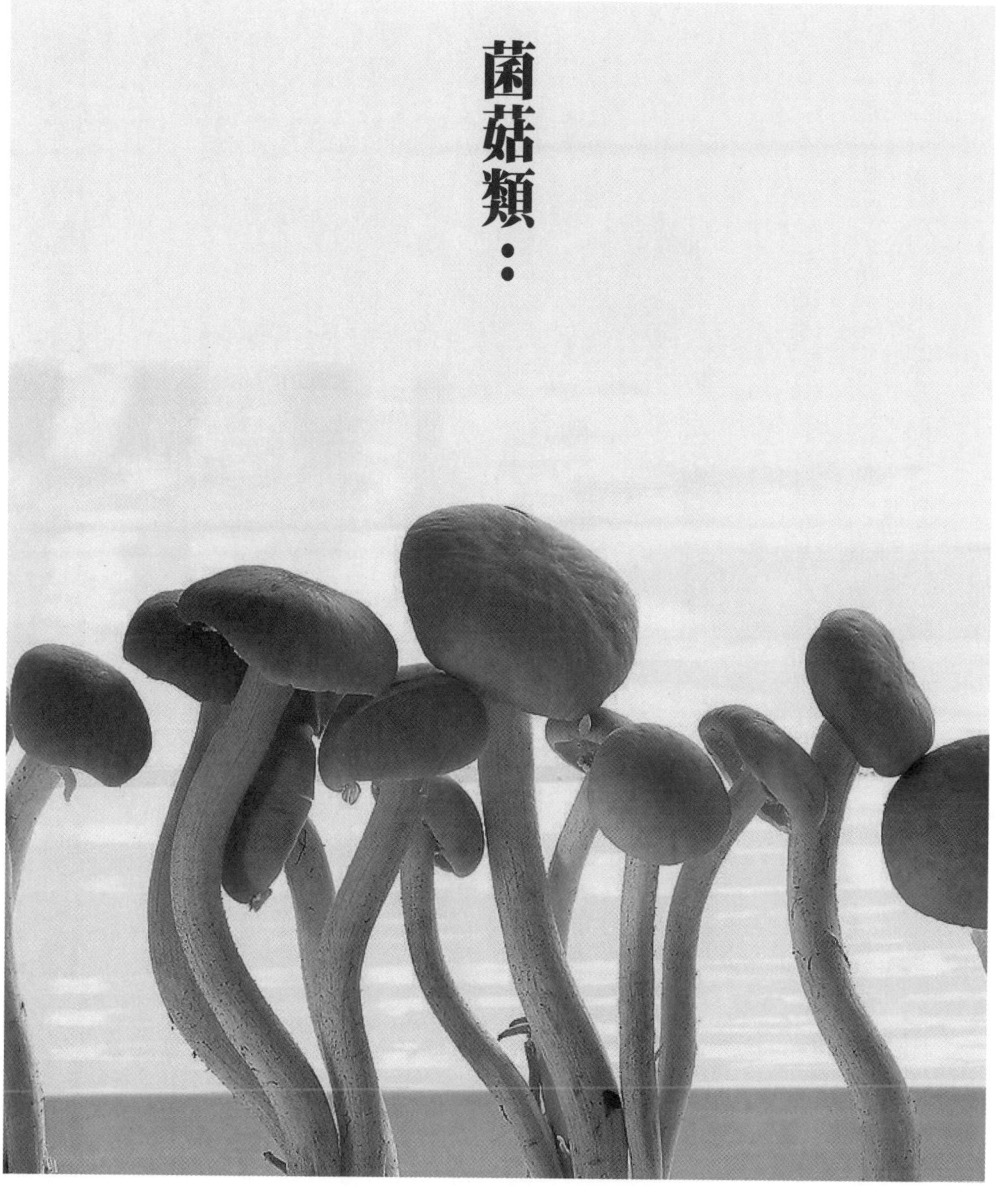

蕎麥搭配秀珍菇，補虛健胃，堪比藥物「青黴素」

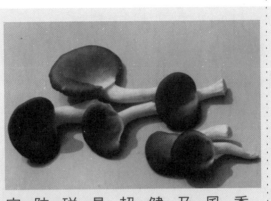

秀珍菇性微溫、味甘，具有滋養、補脾胃、降溫邪、祛風、散寒、舒筋活絡的功效。蕎麥富含膳食纖維、粗纖維及多種人體所需的氨基酸，兩者搭配，可謂是愛美且渴望健康美眉的最佳選擇，再加上價錢便宜，絕對讓妳有種物超所值的感覺。另外，值得一提的是，秀珍菇與蕎麥雖都是日常中不起眼的「小東西」，但兩者合理搭配，卻能夠碰撞出驚人的「火花」，不僅能夠發揮消炎的作用，還能防癌預防多種疾病，例如流感……等，所以各位姐妹們一定不要錯過哦！

生活中，妳難免會因為傷風感冒或者其他問題而引發身體上的炎症或受病毒侵襲，而需要吃一些抗生素或抗病毒類的藥物，如青黴素等藥物。然而，吃這樣的藥物，雖然能夠有著快速抗炎、清毒的作用，卻會損害脾胃及肝臟的健康，引起諸多不良副作用，尤其是對女人來說，過多食用抗炎的抗生素、抗病毒類藥物還會增大患得婦科疾病的機率，甚至使身體產生抗藥性，此後，小病也很難醫治。

事實上，這個道理很多女生都知道，但是總不能身體出現了炎症也不醫治啊，如果因為醫治不即時造成更嚴重的後果，那豈不是得不償失。當然，身體出現了炎症，自然不能不醫治，但妳卻可以在日常生活中增強自己抗炎的能力，這樣身體就不那麼容易患得各種炎症，也就不需要吃那些抗生素藥物。

那麼，如何增強妳的抗炎能力？其實很簡單，吃蕎麥的同時搭配一些菌類秀珍菇。沒錯，就是生活中隨處可見的秀珍菇，如果妳相信就仔細看看一下內容吧！

上文中我們已經向各位姐妹介紹過了蕎麥的功效，也知道蕎麥素有粗糧中的「消炎藥」之稱，那麼現在我們就來重新認識一下生活中隨處可見、貌不驚人的秀珍菇吧！

秀珍菇性微溫、味甘，具有滋養、補脾胃、降溫邪、祛風、散寒、舒筋活絡的功效。再加上價錢便宜，是很多美眉日常餐桌上的常見食物。秀珍菇食用以鮮品為主，以色白、白厚雅嫩、味道鮮美者為佳，無論是喜歡素食的美眉還是喜歡肉食的美眉，都能在秀珍菇上找到合適妳的口味。

秀珍菇含有多種養分及菌糖、甘露醇糖等，可以改善人體新陳代謝、增強體質、調節植物神經功能，故可做為體弱病人的營養品，對肝炎、慢性胃炎、胃和十二隻潰瘍、軟骨病、高血壓等都有療效。但秀珍菇內含的菌糖等養分常常無法被人體全面的吸收，這就造成了很多時候，東西妳吃了不少，但作用沒起多少，不用著急，這個時候，妳選擇蕎麥與秀珍菇搭配，蕎麥內含豐富的膳食纖維，有利於人體對菌糖等養分的分解及利用。

此外，雖然蕎麥內含多種人體所需的氨基酸及礦物質，但核糖酸的含量卻較少，而醫學中，核糖酸具有抑制病毒滋長的作用，而秀珍菇內恰恰含有豐富的核糖酸。醫學研究顯示，秀珍菇實體中含有抗腫瘤細胞多醣體，能提高機體的免疫力，對腫瘤細胞有很強的抑制作用。秀珍菇中含有側耳毒素和蘑菇核糖核酸，具有抗病毒作用，能抑制病毒的合成和繁殖。因此，兩者合理的搭配不僅是美味的食物，還是非常有效的抗菌消炎的食療方法。

另外，如果妳是正處在減肥階段的美眉，那麼秀珍菇搭配蕎麥絕對是妳的不二選擇，因為蕎麥的澱粉含量少，且含有大量的膳食纖維，非常有利於腸胃系統的消化及吸收，至於秀珍菇呢，也是非常理想的減肥食物，其含有極少的脂肪，基本不含有澱粉，具有降低血液中膽固醇的作用。另外，這樣的搭配也非常適合中年的女性，對植物性神經紊亂有很好的抑制作用，也能夠輔助緩解更年期的一些不良症狀。

既然秀珍菇有這麼多好處，女生們常吃肯定是必不可少的，那麼怎樣才能買到品質好的秀珍菇？一般來說，好的鮮秀珍菇應外形整齊，完整無損，色澤正常，質地脆嫩而肥厚，清香純正，無雜味，無病蟲害。記得了嗎？下次妳要是在買秀珍菇的時候，就不必擔心買不到優質秀珍菇了。

另外，值得一提的是秀珍菇還具有延年益壽的功效，女生們經常食用秀珍菇既能飽口福又能保健康，姐妹們，趕快去試試吧！

蕎麥秀珍菇醬麵

美麗材料：秀珍菇100g，豬肉適量，食用油少許，蕎麥麵適量，雞粉、精鹽各適量，炸醬（超市袋裝一袋）。

美麗烹調：

1.秀珍菇用鹽水漂洗乾淨，蔥、薑剁成細末裝碗備用。

2.鍋內放入少許的食用油，放入準備好的蔥、薑，爆香後加入豬肉翻炒幾次後，放入洗淨切丁的秀珍菇，反覆翻炒，快熟時倒入炸醬翻炒，起鍋備用。

3.在鍋中放入適量的清水，燒開後，放入適量的蕎麥麵，起鍋後，配著秀珍菇炸醬一起食用。

美麗秘方：清淡不膩，味道鮮美適口，消炎功效顯著，但注意因為炸醬本身就很鹹，因此在炒秀珍菇時不要再放鹽，以免太鹹，影響口感。

香酥蕎麥秀珍菇捲

美麗材料：鮮秀珍菇250g，豬油50g，肉餡100g，蔥末、薑末、味精、料酒、精鹽、蕎麥粉，雞蛋兩個。

美麗烹調：

1.鮮秀珍菇洗淨，撕成小條，在沸水中焯熟後瀝乾水分；

2 蕎麥粉加入適量的水與白麵粉攪拌均勻，和麵備用。

3.將準備好的薑末、蔥末放入肉餡，倒入少量的料酒、精鹽、食用油攪拌均勻備用。

4.將和好的蕎麥粉分成等份的小圓球，並將圓球壓扁，按成薄厚適中的蕎麥麵皮備用；雞蛋只留蛋黃，放入碗中攪拌均勻備用。

5.將準備好的蕎麥麵皮平鋪，先放上薄薄一層準備好的肉餡，然後在肉餡上放上幾條切好的秀珍菇條，再將蕎麥麵皮捲起，外層沾上雞蛋液放入盤中備用，隨後依次捲好剩餘蕎麥麵皮備用。

6.鍋中倒油，燒至八分熱時將處理好的沾有雞蛋液的蕎麥捲放入鍋中煎炸，至外皮金黃色撈出，按照自己的口味撒上適量的調味粉即可食用，也可以蘸醬食用，味道香脆可口。

美麗秘方：風味獨特，香脆味美。

在日常生活中，妳也可以試著讓秀珍菇與其他的粗糧搭配，其保健作用都是非常顯著的，不過切記秀珍菇雖好，可是很多美眉們在食用時，會犯很多錯誤。

不少美眉都會在吃燒烤或者涮涮鍋的時候吃秀珍菇，這本無大礙，但與此同時，美眉們卻常常還會吃一些牡蠣等海生軟體動物。實際上，這是錯誤的，因為牡蠣等含鋅非常豐富，而秀珍菇含纖維素較豐富，兩者同食會減少人體對鋅的吸收。

此外，不少女生在食用秀珍菇時，多喜歡與其他菌類植物一起食用，如蘑菇等，但事實上，這種做法是很不科學的，它們均具有滋補、降壓、降脂、抗癌的功效。蘑菇能降血壓、促進傷口癒合、增強身體抗病能力、抑制癌細胞生長；秀珍菇有增強人體免疫力、抑制細胞病毒的作用，是心血管疾病、肥胖病患者的理想食品。

另外，生活中不少人說秀珍菇不能與海參同食，說會相剋。如果妳也聽過這樣類似的說法，千萬可不要上當。事實上，秀珍菇、海參同食，有補腎益精、防燥抗癌之功效，適用於各種類型的子宮頸癌，另外值得一提的是，雖然蕎麥含有大量的膳食纖維，對腸胃功能有益，但與秀珍菇搭配的時候，盡量不要在晚上食用，因為秀珍菇內含的物質不利於腸胃夜間的消化，所以最好還是選擇午餐或者下午茶時段食用這一絕佳搭配。

當然，秀珍菇除了與粗糧蕎麥搭配具有消炎的作用之外，還具有很多妳想不到的保健作用，聰明的妳不妨一試哦！

假如妳脾胃虛弱，妳可以用秀珍菇30克，水煎服用；或秀珍菇20克，豬瘦肉50克，蕎麥適量，煎湯，飲湯食肉，佐餐或者直接當正餐食用，每日2次，可以在早上、中午或下午食用，效果顯著。不過因為秀珍菇天生含有一種氣味，剛開始服用時可能會稍感不適應。此外，此時妳也可以搭配一些具有養胃功能的粗糧一起食用，如紅薯、黑米飯等；如果妳因為過度勞累或者受涼而時常關節痠痛等，妳可以用適量的秀珍菇，薏仁30克，木瓜10克，水煎湯，每日2次，對治療風濕性的關節痛也有輔助作用。

蔬菜與粗糧本是兩個不分開的整體，妳在吃粗糧的時候，如果能夠找到與粗糧搭配，一起食用，不僅能夠促進營養的吸收，還能發揮事半功倍的作用，尤其適合忙碌的白領一族，常常沒有時間烹調多樣佳餚，那麼不妨一次用蔬菜與粗糧相互搭配好食用，就可盡享健康人生！

黑米搭配茶樹菇延年益壽，抗癌精品

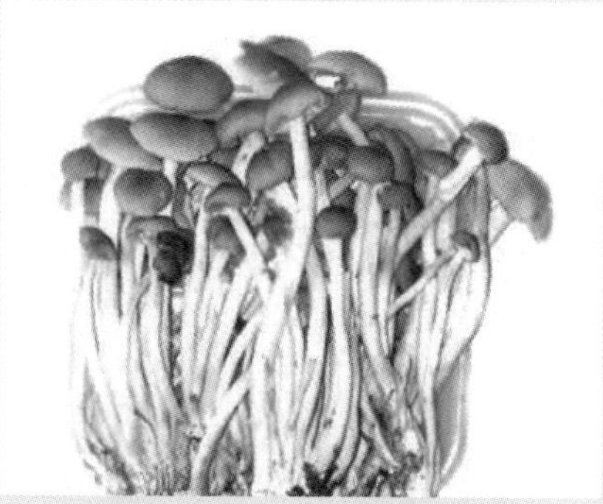

茶樹菇具有美容、降血壓、健脾胃、防病抗病、提高人體免疫力等功效，同時具有降低膽固醇、抑制腫瘤、抗衰老等醫療保健作用。與越吃越長壽的黑米搭配，絕對讓妳獲得意想不到的驚喜，黑米富含維生素E及多種微量元素及人體所需的八種氨基酸，能夠有效的抑制人體各個器官的衰老，與具有提高人體免疫力的茶樹菇搭配，一定會讓姐妹們越吃越順心哦！

都市女性除了重視美容外，也越來越重視自我保健及養生，對身邊的疾病不說「嫉惡如仇」，也全都爭取做到以防代治。於是一時間各種養生課程班與養生食療班爆滿，女生們無論多忙，都盡可能的抽出時間去這些養生保健學習班內汲取有關健康的知識。

但沒過多久，女生們就發現了這樣一種現象，在養生課程班做了好幾本的筆記，可是能夠用於日常生活中簡單可行的辦法卻少之又少；食療班食材沒少買，全都放在家中的冰箱冬眠去了，連上課的時間都是擠出來的，哪還有空閒天天烹調那些步驟複雜的養生餐呢？久而久之，養生保健、以防代治、遠離癌症等就只能成了女生們的夢想，無法在生活中確確實實的施行。

這麼說來，難道就沒有一種方法能夠既簡單又效果顯著的幫助女生遠離疾病，尤其是遠離那些令女生們一談色變的癌症嗎？其實，答案顯而易見，若是沒有，也不會在這裡說這麼多了。既然聰明的妳早就猜到了，就話不多說，馬上進入正題來向妳介紹這種神奇方法——黑米搭配茶樹菇。

黑米是糧食作物類中營養含量最高的，其養生保健作用不必多說，想必各位美眉都已經在上面文章中有所瞭解，那麼對於茶樹菇呢？可能很多女生還較為陌生，一般除了會在餐館裡點到茶樹菇排骨湯之外，很少有女生會在家中烹調茶樹菇。

茶樹菇，是一種具有較高營養價值的食用菌，是一種集營養、保健於一身的食療兩用珍貴食用菌，具有高蛋白、低脂肪、無污染、無藥害等特點。

茶樹菇具有美容、降血壓、健脾胃、防病抗病、提高人體免疫力等功效，同時具有降低膽固醇、抑制腫瘤、抗衰老等醫療保健作用。與越吃越長壽的黑米搭配，絕對讓妳獲得意想不到的驚喜，黑米富含維生素E及多種微量元素及人體所需的八種氨基酸，能夠有效的抑制人體各個器官的衰老，與具有提高人體免疫力的茶樹菇搭配，一定會讓姐妹們越吃越順心哦！

當然，用茶樹菇搭配黑米的養生方法也並非今日才有，早在古代民間就常有用茶樹菇與黑米一起煎煮輔助治療胃寒、腎炎等疾病，療效甚佳。

除此之外，茶樹菇搭配黑米的藥用價值也是不可小覷，這兩者歷來都被認為是延年益壽的上品。實驗證明，茶樹菇對腎虛尿頻、水腫、氣喘，尤其是小兒低熱尿床，有獨特療效。而黑米的滋補功效也非常顯著，於是兩者相配，經常食用具有很好的防癌、抗癌的作用，是保健養生的絕佳搭配組合。

雖然茶樹菇搭配黑米的營養價值較高，但品質差的茶樹菇或者以次充好的黑米營養價值也會打折扣的。所以在挑選黑米及茶樹菇時，一定要注意，在上文中已經專門介紹過何如挑選黑米了，這裡便不多做解釋，下面就趕快介紹一下如何買到實惠且品質超好的茶樹菇吧！

一般來說，挑選茶樹菇主要是看它的粗細、大小是否一致，是否清香。聞起來有霉味的茶樹菇是絕對不可以買，而品質較好的茶樹菇一般粗細均勻，大小也類似，聞起來沒有霉味，但會伴有菌菇特有的土味。

茶樹菇搭配黑米不僅具有較高的營養價值，而且茶樹菇鮮味物質谷氨酸的含量較多，因而還具有鮮美的風味，與吸味性較強的黑米做出的菜也是鮮味十足。美眉們，不妨自己動手做做看。

茶樹菇黑米燜排骨

美麗材料：排骨、茶樹菇、蘆筍、馬鈴薯、薑、鹽、雞粉、白糖、醬油、料酒適量，黑米適量。

美麗烹調：

1.茶樹菇用水泡透備用，蘆筍切段，炒鍋倒油，放入白糖炒化後加入排骨煸炒均勻，加入料酒、醬油、鹽炒勻；黑米最好提前一個晚上洗淨在水中浸泡6個小時備用。

2.炒鍋中點火倒少許油，下蔥、薑煸香，放入茶樹菇，倒入適量水，放入馬鈴薯和炒好的排骨，並加入適量的黑米，轉入電砂鍋中，煲30分鐘，起鍋前五分鐘加入蘆筍煮熟即可。

美麗秘方：菇香濃郁，營養豐富。

綜合上面所述，茶樹菇搭配黑米不僅是一道美食，長期食用還能補氣利胃、消脂、清腸胃，甚至還具有瘦身作用；此外，黑米與茶樹菇的組合還具有健脾止瀉之功效，因為黑米與茶樹菇均含有大量的維生素B群，尤其是黑米中含有大量的維生素E，能夠發揮抗衰老、降低膽固醇、增進人體免疫力的作用，是女人實現養生保健的不二食療食物。還等什麼，趕快來看看茶樹菇、黑米還有哪些「迷人」的小偏方吧！

如果妳擔心自己因為肥胖而身材不保，妳不妨嘗試一下以下的方法。方法如下：全雞切塊，浸泡3個小時以上的黑米適量，茶樹菇清洗乾淨，切段待用，薑切片；砂鍋中放入足量的水，將雞塊和薑片都放入，大火燒沸，用湯匙撇去浮沫，轉小火，燉煮30分鐘；加入茶樹菇及處理好的黑米，繼續小火燉煮1小時，即可用鹽調味，食用時，撒上白胡椒粉和蔥花即可。在妳享受美味可口食物的同時，又不用擔心長脂肪，而且還能減肥哦！

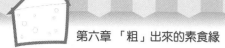

小米搭配草菇，女人最好的「健胃消食片」

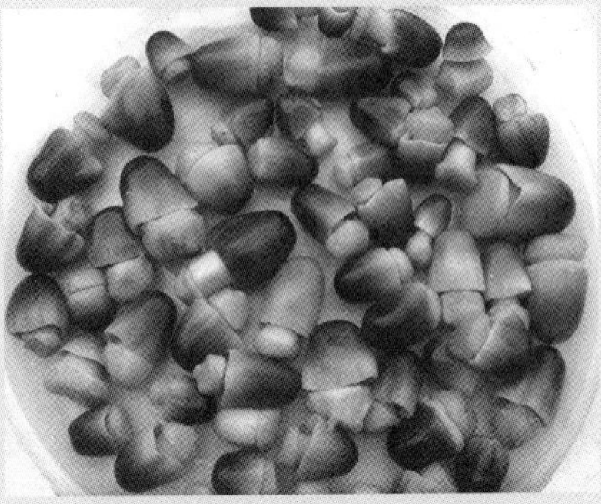

草菇素有「放一片，香一鍋」的美稱。吃過它的美眉肯定都會愛上它鮮美的味道，當然，除了鮮美的味道外，它還具有消食祛熱、補脾健胃的作用，在古代可是只有皇族人才能吃到的食物哦！草菇在所有菇類中，營養價值也是名列前茅，這與它「二高一低」的特點是密不可分的。

最近有個朋友總是感到腹脹，並伴隨有輕微的腹痛，照鏡子後她發現自己的肚子明顯變大了。原來她已經有好多天沒有上廁所，即使去了一兩次也不是很順暢，她懷疑自己是不是便秘呢？於是，買了不少清腸的茶來喝，但依舊作用不大。後來去醫院檢查才知道原來是腸胃阻塞引起的，因為這個朋友總是晚上很晚的時候才吃飯，吃完飯後經常直接就去睡覺了，這樣導致食物堆積在胃中，得不到即時的消化與利用，成為了危害身體的垃圾，在這種情況下，即使她喝再多的清腸茶恐怕也很難得到顯著的效果。

生活中的妳，是不是也時常會有出現類似的狀況呢？如果妳的答案是YES，那麼妳可要提高警覺嘍！這很可能說明妳目前的生活習慣，或者飲食習慣是非常不正確的，此時妳除了調整自己生活習慣及飲食習慣外，不要急著吃一些清腸茶或者什麼幫助排泄的藥物，這樣會導致妳的腸胃功能紊亂，出現很多不良反應，如果操作不當還會引起腸胃功能倦怠，致使妳患上難纏的頑固性便秘。

但是腸胃腫脹難受，肚子也鼓鼓的總不能不管。一般來說，最好的方法就是調理，回復腸胃的消化功能，促進腸胃功能的發揮，最常見也最實效的就是食療，很多女生一看到這個「食」字，就覺得這個方法不好，已經消化不下去了，還吃不是更難消化嗎？但事實上，即使妳幾天不排泄，妳的身體依然還會給妳發出進食信號，這是一種正常不可避免的生理需要，所以只要妳身體有需要妳得進食，再加上食療並不是隨便的亂吃，而是有目的的進行以調理為主的進食，所以妳完全不用擔心吃不下去，或者進食後讓妳的肚子變得更加圓圓鼓鼓。

那麼，究竟是什麼食療方法能夠有此奇效，製作方法又是否複雜呢？如果妳擔心製作方法或者步驟複雜，那妳大可以放心，因為這種食物就是日常最常見的小米和草菇，其烹調方法也非常簡單，如果妳懷疑它們的能力，就仔細看看下面的文字，相信妳一定對它刮目相看。

小米在上文中已經有過比較詳細的介紹，在這裡就不多囉嗦了，下面就來看看這很平常的草菇是怎麼擔當起「健胃消食片」的作用的吧！

草菇素有「放一片，香一鍋」的美稱。吃過它的美眉肯定會愛上它鮮美的味道，當然除了鮮美的味道外，它還具有消食祛熱、補脾健胃的作用，在古代可是只有皇族人才能吃到的食物哦！草菇在所有菌類中，營養價值名列前茅，這與它「二高一低」的特點是密不可分的。

「二高」主要是指維生素C含量高、蛋白質含量高。常吃草菇能促進人體新陳代謝，提高機體免疫力，增強抗病能力。如果人體缺乏維生素C時，免疫力就會降低，容易感染疾病。嚴重缺乏時，還會引起壞血病。同時，維生素C還具有解毒作用，當有毒物質，如鉛、砷、苯等進入機體時，維生素C就與它們結合，隨小便排出。此外，草菇助消化的能力也是任何一種菌類無可比擬的，正確的食用，甚至比健胃消食片還要好用。草菇內含有女人體內必需的八種氨基酸，除此之外還含有一種異種蛋白物質，具有很強的抗癌作用。

「一低」則是指熱量低。一般每100克草菇所含熱量只有96千焦，而且它還能減慢人體對碳水化合物的吸收。除此之外，草菇內含粗蛋白同樣具有抑制癌細胞生長的作用，特別是對消化道腫瘤有輔助治療作用，能加強肝腎的活力。體質虛弱的美眉們經常食用草菇，可幫助減少人體內的膽固醇含量，對預防高血壓、冠心病有益。夏天食用草菇又有防暑祛熱的作用，防止發生中暑和各種熱病的發生。

另一方面，人體必需的八種氨基酸在小米中含量非常豐富，且含有不少糧食中沒有的胡蘿蔔素，同時小米粗纖維的含量又是幾種主要糧食作物中最低的，即便妳在睡前食用也絲毫不需擔心會難消化。小米搭配草菇，既能彌補草菇缺少胡蘿蔔素的特點，又能彌補小米缺含維生素C的缺憾，還能夠進一步發揮消食的作用。

怎麼樣，妳是否對草菇與小米這「新組合」有了新的認識呢？既然，它們有這麼多的好處，還等什麼，趕緊買回來食用吧！不過在妳購買之前，為了幫助妳購買到最優質的草菇，特別簡單介紹一下如何挑選草菇。

我們通常食用的草菇多為鮮品，價格便宜，隨處都可以買到。無論是罐頭製品還是乾製品的草菇，都應以菇身粗壯均勻、稚嫩、菇傘未開或開展小的為品質好的。乾製品的草菇還要看清楚是否有發霉的跡象等。此外，草菇也和其他青葉蔬菜一樣，在生長過程中，特別在人工栽培的生長過程中，經常被噴灑農藥。因此，姐妹們若要想徹底清除殘毒，在烹調前可以多浸泡一會兒或直接用食用鹼水浸泡。

草菇的味道鮮美，美味可口，就算是口味再挑剔的美眉也會愛上它的。此外，用烤製的食用方法來吃草菇，味道更濃郁、別具風味哦！下面就快來學學小米與草菇不一樣的烹製方法吧！保證妳一吃難忘。

草菇小米燒蘆筍

美麗材料：蘆筍罐頭500g，草菇200g，熟火腿30g，菜油50g，料酒、胡椒粉、濕澱粉、細鹽、味精、香菜各適量，燜好的小米適量。

美麗烹調：

1.草菇洗淨，撕成塊條狀；蘆筍罐頭開罐，濾乾水分，熟火腿切成薄片。

2.鍋子洗淨，置中火上，下菜油燒至七分熱，放入草菇煸炒幾下，加料酒，煸至變色，加入胡椒粉、燜好的小米及少量鮮湯燒一下，再加入蘆筍同燒。

3.用味精、細鹽、濕澱粉兌成汁，烹入鍋內，炒勻起鍋入盤，撒熟火腿片、香菜即成。

美麗秘方：質地細嫩，鮮美適口，清熱益肝，健胃消食功效顯著。

青菜芯草菇二米飯

美麗材料：青菜心500g，草菇24朵，精鹽5g，味精2.5g，蠔油10g，清湯50g，生菜油500g，白糖1.5g，菱粉1.5g，白米、小米各適量。

美麗烹調：

1.白米、小米洗淨一起放入電鍋蒸煮即可；青菜心洗淨，修齊根部成橄欖形，入開水鍋燒煮一下撈出，迅速洗淨原鍋，加入生菜油、菜心、鹽、味精、糖，炒一下裝平盤，菜頭朝外，菜葉朝裡圍一圈。

2.草菇用清水洗一下，瀝乾水分，入六分熱生菜油鍋滑一下後，倒入漏勺，瀝乾油分，草菇仍回原鍋，加清湯、蠔油、味精、糖、勾芡粉，勾芡，淋入生菜油，翻勻，裝入盤中間。

美麗秘方：鮮嫩滑爽。

介紹完了美味的烹製方法後，當然要為愛美的妳介紹一種非常有效地防治消化不良、便秘的食用小偏方。妳可以用200克草菇，小米適量（小米提前浸泡4到6個小時），加適量豬油、鹽、薑、醬油、胡椒、蔥、味精、澱粉，待小米煮熟後連湯食用，有潤腸利胃功效，對治療消化不良、便秘等腸胃消化不良病症有顯著療效。

草菇和小米都是一種比較大眾化食材。雖然大部分女生均可食用，但美眉們在吃草菇、小米時也一定要注意以下兩個錯誤：

也不知道是誰說的，說草菇與豆腐一起食用會引起食物相剋，對身體不好，但實際上，草菇與豆腐一起食用，食補的作用更大，營養更易被身體吸收，尤其是美味的草菇豆腐湯搭配香噴噴的二米飯，說它們是人間極品一點不誇張。所以，如果妳也聽過豆腐與草菇不能同食的說法，那現在妳完全可以一笑置之了！

再有的就是，不少女生不知道從哪裡聽到說蘑菇、草菇、秀珍菇三者不能同時食用。其實，三者同時食用能滋補、降壓、降脂、抗癌、減肥，是理想的健康食品，很適合想減肥又擔心營養供給的美眉們。因此晚飯時，不妨為自己烹製一份菌菇湯搭配小米粥或者小米飯食用，不僅味美，其減肥助消化的作用不可小覷，用不了多久，那些妳渴望卻穿不上的衣服又能重新穿在妳身上啦！

另外，草菇屬易吸水、快發性製品，一般採用冷水泡發，在泡發時要控制好泡發的時間，一般新鮮草菇不要超過半個小時，乾草菇不宜超過2個小時。

最後，值得一提的是，小米與草菇的烹製方法也可以根據自己的創意搭配，美食這東西嘛，只有想不到沒有做不到，不過千萬不要過於創新，不然白白忙碌一個晚上卻因口感太創新而荒廢了，就得不償失了。

玉米搭配香菇，健康美味，營養「肉」食

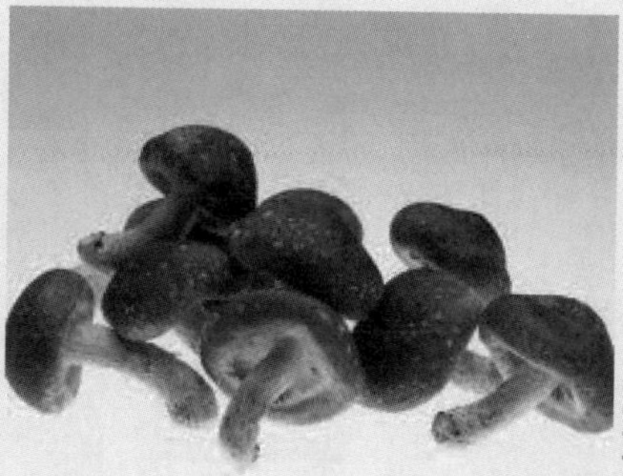

香菇自古以來被認為是益壽延年的珍品，對很多疾病都有一定的防治作用。《本草綱目》中就有這樣類似的記載：「益氣、不飢、治風破血」……由此不難看出，香菇久遠的食用歷史和治病歷史，因此，各位美眉千萬不要小看了香菇哦！

剛看到這個題目不少美眉肯定會想，不是粗糧嗎？怎麼又會和素食、和肉有關聯呢？事實上，粗糧與素食本來就是不分家的，粗糧與素食搭配著食用，不僅營養豐富，還能緩解粗糧那些不太易消化的粗纖維等。

而提到「肉」，與接下來要介紹給美眉們的玉米搭配香菇有關，香菇無論是營養還是口感都比「肉食」要好，這也剛好滿足了不大喜歡素食和粗糧口感的食肉一族美眉的要求，因

為這香菇要是烹調方法得當，口味比肉還要香美，再搭配上營養豐富的玉米，其保健作用可想而知。玉米我們已經有所瞭解，下面就著重來給各位姐妹們介紹一下這小小香菇是怎麼樣媲美肉食，且高過肉食的營養，而這兩者又是怎樣搭配，做到健康美味的吧！

香菇是女生們最常食用的菌類的食物。在日本，香菇更被美容專家們稱為抗衰延年的「妙藥」。這主要是因為香菇內含有豐富的高蛋白、低脂肪、多醣、多種氨基酸和多種維生素，能夠發揮修復肌膚受損細胞、活化細胞、抗氧化、防紫外線等作用。而香菇搭配玉米後，玉米本身就富含維生素E，及植物維生素，能夠加速女人體內毒素的排除，有著進一步延緩衰老的作用。另外，玉米與香菇搭配後，玉米內含的核黃素與香菇內含的氨基酸作用，長期食用，能夠對人體形成保護膜，有效的預防多種疾病甚至癌症的發生，可以降低大部分抗生素藥物對人體造成的毒副作用，還能夠發揮刺激大腦細胞活力、增強記憶力的作用。

香菇自古以來被認為是益壽延年的珍品，對很多疾病都有一定的防治作用。《本草綱目》中就有這樣類似的記載：「益氣、不飢、治風破血」……由此不難看出，香菇久遠的食用歷史和治病歷史，因此，各位美眉千萬不要小看了香菇哦！

香菇中含有大量維生素Ａ，被陽光照射後會發生光合作用轉變成為有利於人體鈣質合成的維生素Ｄ，尤其適合生活在高樓林立城市中的白領女性哦！因為，高樓林立的城市，常常因為群樓過多遮擋住陽光，致使生活在城市的女性因缺少足夠的陽光照射極易患得骨質疏鬆症。

此外，鮮玉米的水分、活性物、維生素等各種營養成分比老玉米的高很多，因為儲存的過程中，玉米的營養物質含量會快速下降。每100g玉米能提出近300mg的鈣，幾乎可以與乳製品相媲美。豐富的鈣可以發揮降血壓的功效。如果每天攝入1g鈣，六週後血壓就能降低9%。玉米中還含有大量的鎂，能夠加強腸胃蠕動，極易促進廢物的排泄。由此可見，玉米與香菇絕對是少有的完美搭配，其補鈣、抗衰老的作用妳一試便知。

因此，在這裡強烈建議體質虛弱的女生可以長期食用這兩種食物，合理的搭配能夠增強自身的免疫力，使人體產生一種抑制病毒的免疫物質，減少感冒；還可以預防和治療肝臟疾病及胃腸道潰瘍，並能降低血壓，有清除血毒之功效。對防治腦溢血及心臟病、肥胖症、糖尿病等老年病都有效。

此外，現代醫學認為，香菇與玉米都含有非常豐富的維生素C，長期搭配食用能發揮降低膽固醇、降血壓的作用。香菇中精氨酸和賴氨酸含量豐富，這一點剛好彌補了玉米內有機酸含量較少的缺憾，可以有著很好的健腦作用。

另外，值得一提的是香菇中含一種「β-葡萄」，能提高機體抑制癌瘤的能力，加強抗癌作用，且無不良反應，因而被人們譽為「抗癌新兵」。

香菇搭配玉米既然是這麼好的組合，那麼聰明的妳該怎麼樣挑選呢？挑選玉米的難度不大，而至於香菇也較為容易，一般來說，市面上的香菇有「新鮮香菇」和「乾香菇」兩種，新鮮香菇多為本地生產的人工栽培品種。有些菇面呈裂開狀，購買時應認清其裂痕是否為天然生成，若是人為切割則為偽劣產品。

另外，如果妳想為身體補充更多的維生素D，以便幫助體內鈣質的合成，快點實現增高的願望，妳也可以把買來的香菇切成薄片，放在太陽底下曬半天左右，就能成倍地增加香菇內含維生素D的含量。在食用的時候和玉米一起燉煮就成，既美味又健康。據專家研究顯示，一般食用曬了一小時的10克香菇，就可以得到一個正常人一天所需的維生素D。當然食用這個「組合」好處多多，那麼，就馬上來看看香菇有什麼美味的烹調方法吧！

香菇玉米豆腐

美麗材料：香菇3朵，豆腐300g，玉米粒100g，榨菜、醬油、鹽、香油、澱粉各適量。

美麗烹調：

1.豆腐切成四方小塊，中心挖空；玉米粒洗淨備用。

2.洗淨泡軟的香菇剁碎，榨菜剁碎，加入調味料、澱粉及洗淨的玉米粒拌勻即為餡料。

3.餡料鑲入豆腐中心，擺在碟上蒸熟，淋上香油、醬油即可食用。

美麗秘方：香菇、玉米可降低膽固醇，豆腐有利減肥。

香菇玉米燒烏魚肉

美麗材料：水發香菇250g，烏魚肉200g，青筍、胡蘿蔔各30g，雞蛋清、味精、精鹽、薑、蒜、胡椒粉、醋、香油、醬油、勾芡粉水各適量；老玉米一根。

美麗烹調：

1.玉米粒洗淨備用。

2.香菇洗淨，去蒂，切成片；胡蘿蔔、青筍洗淨，去皮，切成片；烏魚肉洗淨後切成薄片，放入碗內，加雞蛋清、味精、精鹽、胡椒粉拌勻。

3.在另一小碗內放味精、醋、精鹽、胡椒粉、芶芡粉水、香油、水適量，兌成汁水。炒鍋用旺火加熱，放入豬油，燒至五分熱時將烏魚肉片滑入，熟後倒入漏勺中。

4.再在鍋內放少許豬油，將蒜、薑下入炒香，再下香菇片與處理好的玉米粒炒香，加入青筍片、胡蘿蔔片炒透，接著把烏魚肉片倒入拌勻，加上兌好的汁水炒勻即可。

美麗秘方：適用於缺鐵性貧血。

當然，除了美味的菜餚之外，香菇搭配玉米還有很多值得妳一試的小偏方，趕快來看看吧！

與男人比起來，女人大都是體虛的，這種情況下，就應該即時給身體補氣補血，尤其是「生理期」時，那麼除了傳統的喝薑紅糖水外，還有別的什麼好方法嗎？如果妳正有此疑問，不妨用10克乾香菇，水發後，在鍋內加水，放入適量的食油、食鹽、生薑、蔥白煮沸後，放入香菇以及適量的新鮮玉米粒，改小火煮湯，湯熟後，連香菇及玉米粒一起食用。這種湯非常適合女生喝，具有補氣養血的作用，並且對食慾不振也有輔助治療的功效。

如果最近有煩心的事情讓妳食慾不振，那麼妳不妨用10克香菇，100克帶魚，少許玉米粒。將香菇水發，切絲；帶魚洗淨，切段，放到蒸盤上蒸，洗淨的玉米粒與番茄醬翻炒，魚蒸10分鐘後再把香菇絲放在帶魚上，加入生薑絲或片、食鹽、食用油，一起放鍋內蒸大概25～30分鐘淋上炒製好的番茄玉米粒即可食用。這種食療方法非常適合那些陰虛、體質虛寒的女生食用，滋補的效果非常好！

香菇搭配玉米的營養極高，也是非常適合女性食用的滋補食品，但在食用前，為了確保能夠讓身體充分吸收、利用到香菇及玉米內的營養物質，聰明的妳還要掌握一些小知識哦！

不少女生在挑選和處理香菇的過程中卻常常存在著錯誤，而與購買的老玉米相比，香菇的食用錯誤弄不好還會引起食物中毒，為了讓各位美眉能夠輕鬆、健康的享用這兩種搭配，下面也為姐妹們介紹一下有關香菇的食用錯誤與正確的食用方法。

很多女生在烹調香菇的時候，會怕洗不乾淨香菇，而放在水裡多泡一會兒，認為這樣就能把香菇上殘留的泥土或者其他物質沖洗掉，實際上，這種做法是非常不科學的，泡水並不能使香菇得到完全的清洗，相反還會破壞掉香菇表層所含的維生素D，使香菇內的營養成分流失。

另外，不少購買乾香菇的女生，常常會用開水浸泡香菇，認為這樣能夠加快香菇變軟，但實際上這樣一泡，香菇內的大部分營養物質也都會被泡走，當進入人體時已經沒有多少營養可供人體攝取了。那麼，乾香菇應該怎樣泡水呢？其實很簡單，妳可以將乾香菇洗淨後，立即放在冰箱的冷藏櫃中保持在5℃左右的冷水中浸泡，並繼續讓它在冷藏櫃中浸泡30分鐘，這樣乾香菇就可完全復水變軟。用此法復水的香菇，其風味一點也不比鮮菇遜色。

糙米搭配銀耳，助妳完成「公主」夢想

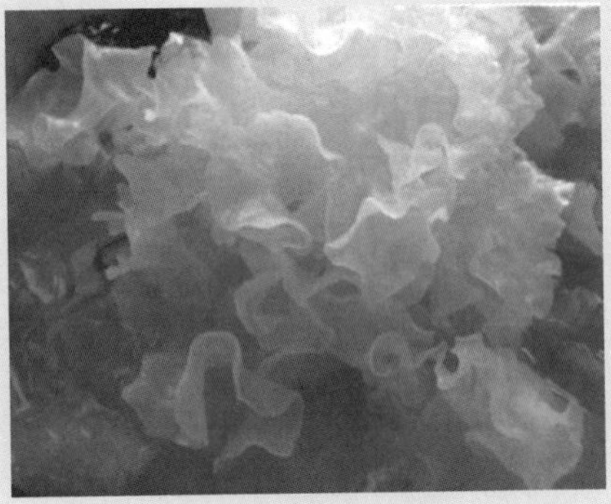

銀耳除了是一種食物之外，還是一種很名貴的中草藥，是歷代「宮廷貢品」，素以營養豐富、無化學污染、口味獨特而聞名中外。銀耳富含人體所需的多種氨基酸和微量元素，具有極高的藥用價值和食用價值。

生活中大概沒有幾個女生不想成為公主，享受一人之下萬人之上的那種待遇，然而現實生活，除了愛妳的他和家人外，妳卻很少能以公主的姿態出現在人前，不過沒有關係，即使妳沒有辦法成為公主，妳也可以吃到只有公主才能吃到的宮廷貢品菜餚。那就是對人體非常有益的糙米搭配銀耳。

沒錯，這絕對是真的，大街上隨處可見的糙米和銀耳，在當年可就是只有宮廷貴族才能吃到的滋補佳品。雖然糙米口感粗糙，但是在御膳房的精細烹調下，再搭配口感爽滑的銀耳，它們想不美味可口保健養生都難。不信就看看下面的文字，當妳認識銀耳的滋補作用後，妳就會知道為什麼宮廷貴族們會把這樣的組合列為貢品啦！

糙米的諸多益處，它含有豐富的維生素E及多種維生素B群，能夠有效延緩衰老，與銀耳搭配後，作用加強，因銀耳內含有八種人體所需的氨基酸及賴氨酸，對人體的新陳代謝有著重要的作用，這樣一來，一邊緩解衰老，一邊透過新陳代謝排除身體內的毒素，想不美麗都難。此外，糙米含有大量的粗纖維及豐富的鐵、鎂元素，配合銀耳中所含的賴氨酸在人體內的作用，具有不錯的減肥塑型的作用。

當然，銀耳除了是一種食物之外，還是一種很名貴的中草藥，素以營養豐富、無化學污染、口味獨特而聞名中外，有「賽燕窩」之稱。銀耳富含人體所需的多種氨基酸和微量元素，具有極高的藥用價值和食用價值。

銀耳與糙米搭配，除了能夠發揮養顏、延緩衰老、瘦身的作用外，還有增強免疫力、抗腫瘤促進蛋白質核酸合成、降血糖、降血脂、抗凝血等作用；此外，因為兩者均富含人體所需的蛋白質及維生素，因此長期合理的食用還具有滋陰養胃、補腦強心、益氣和血、生津止渴的功效。尤其是對患有高血壓或陰虛火旺等女士來說，糙米搭配銀耳絕對是不二的輔助調養佳品。

此外，銀耳所富含的賴氨酸及多種氨基酸，與糙米中內含具有很好排毒功效的粗纖維及植物纖維組合能夠有效提高肝臟解毒的能力，保護肝臟的功能，還可以增強機體的免疫力，有促進肝細胞、蛋白質、核酸的合成和代謝的作用，提高肝臟的解毒能力，發揮保護肝臟的作用，並能輔助改善腎功能。

怎麼樣，妳是不是也想買點銀耳搭配糙米來吃吃看呢？不過在購買前，妳要掌握一點挑選銀耳及糙米的小竅門，這樣妳才能挑選到如進貢一般優質的銀耳哦！如何挑選上好的糙米，在上文中已經做了詳細的介紹，這裡便不做過多的解釋了。下面就著重如何挑選出上好的銀耳吧！

一般來說，美眉們購買銀耳時最好到大超市進行選購，以免購買到殘次品，那麼，怎麼挑選稱心如意的銀耳呢？趕快為美眉們介紹一下吧！

不同品質的銀耳直接就可以看出有很大的差異。優質的銀耳乾燥、色澤潔白，肉厚而朵整，沒有雜質，反之，則為品質較差的。

再來就是，品質好的銀耳聞起來除了略帶土腥味外沒有其他的異味，如果妳打算購買的銀耳帶有刺激性的異味，就很可能是用二氧化硫薰製而成的，對身體有害無益。

銀耳具有滋養脾胃、益氣和血、強心壯志、補腦提神、美容嫩膚、延年益壽的作用，此外，銀耳還有祛除雀斑、黃褐斑的功效，與糙米搭配，更可以發揮細緻肌膚的作用，絕對是愛美美眉們的不二選擇，下面就快來看看銀耳還有什麼美味的製作方法吧！

銀耳蓮子糙米粥

美麗材料：銀耳10g，蓮子6g，紅棗10個，糙米適量，冰糖（蜂蜜）適量。

美麗烹調：

1. 銀耳水發後，洗淨，去除雜質和根部，放入碗中備用；糙米洗淨浸泡3個小時備用
2. 紅棗洗淨去核或者直接購買無核紅棗，放入碗中備用。
3. 將處理好的糙米放入鍋中蒸煮15分鐘後加入銀耳、紅棗、蓮子一起燉煮。
4. 待糙米、銀耳、蓮子、紅棗全部熟後，加入適量的冰糖調味即可食用。

美麗秘方：濃甜滑潤，美味可口，對女性具有很好的嫩膚美容功效。

春天到了，美麗的季節也到了，這個時候，妳就可以巧妙的藉助糙米和銀耳來幫助妳還原美麗哦！生活中，有關銀耳與糙米養顏明目的小偏方還真是不少，而且做法也很簡單：銀耳12g，雞湯1500ml，浸泡後的糙米適量、胡椒粉適量。銀耳泡漲，雞湯倒入無油膩的鍋中，加入少許食鹽、料酒、胡椒粉，適量的處理好的糙米一起燒製，大約40分鐘後放入泡漲的銀耳，再煮20分鐘即可起鍋食用。

如果最近一段時間，時常出現失眠、健忘、心悸等症狀，妳也不妨用10g乾銀耳，30g鮮蓮子，1000ml雞湯，適量浸泡後的糙米，來為自己製作一道具有滋陰潤肺、健脾安神功效的食療湯品。

首先將發好的銀耳和浸泡好的糙米放入鍋內與雞湯1000ml蒸一小時左右，再將銀耳取出，鮮蓮子去青皮和蓮子芯氽燙後用溫水浸泡備用，燒製雞湯，加入蓮子和銀耳熬至全熟，放入適量的食鹽、雞粉、料酒、糖即可食用。

雖然美眉們對銀耳和糙米都不陌生，且入秋後，為了緩解秋燥，很多人喜歡熬銀耳湯或者做糙米銀耳粥，此時，妳一定要記住在做銀耳粥時用糙米代替一般的白米。不過值得一提的是，銀耳雖好，也應注意食用銀耳的錯誤。

不能喝過夜的銀耳湯或銀耳粥。因銀耳中含有較多的硝酸鹽類物質，煮熟的銀耳，如果放置的時間過長，在細菌的分解作用下，就會還原成亞硝酸鹽，人喝多了這種含有亞硝酸鹽的銀耳湯後，就會減弱血紅蛋白攜帶氧氣的能力，進而破壞人體的正常造血功能，嚴重還會導致出現昏厥等不良症狀。

所以，過夜的銀耳湯有毒，千萬不要亂喝哦！如果妳渴望早餐喝道健康美容的銀耳糙米粥，那唯一的辦法就是犧牲一點睡覺的時間，早起一點煮粥，千萬不能貪圖方便而喝昨夜做好的銀耳糙米粥。

野菜類：

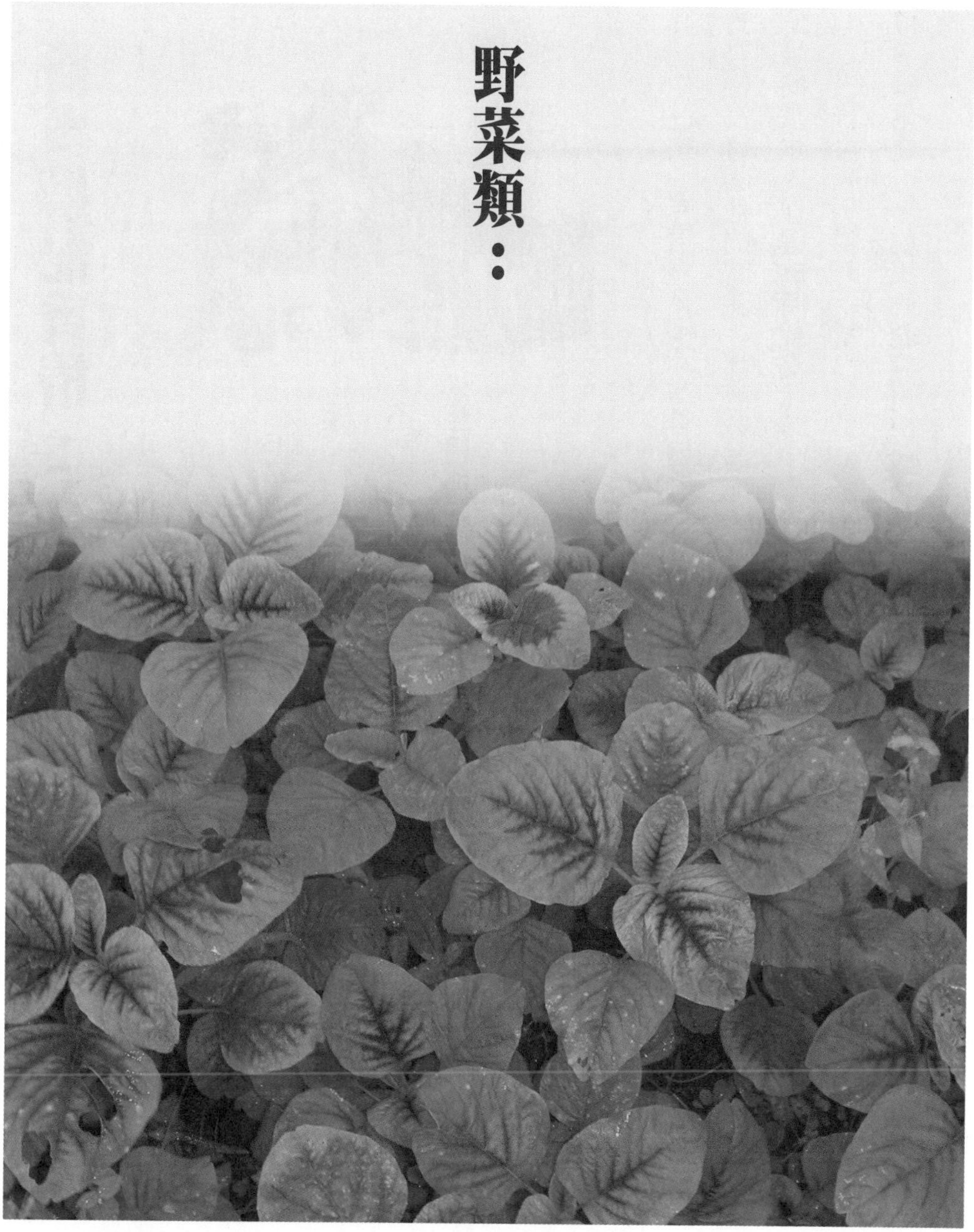

蕎麥搭配香椿，女人不能遺忘的滋補佳品

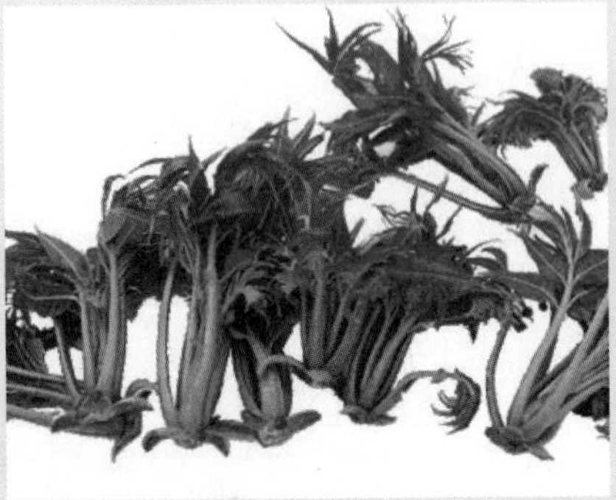

如果妳希望自己成為一個當代令人刮目相看的有「內涵」、懂得生活的女人，那麼就一定不能忽視生活中這些不起眼卻對妳的身體有大幫助的小野菜哦！尤其是要注意粗糧與這些小野菜的搭配組合，下面就趕快重現來認識一下香椿「小姐」與蕎麥「先生」的完美組合吧！

妳喜歡吃香椿嗎？妳知道香椿的「身世、背景」嗎？如果妳除了香椿炒蛋這道料理外，對香椿沒有其他的認識，那麼就說明妳很需要補充一下保健養生的知識了。不然很容易被這個崇尚養生、保健的時代淘汰哦！

隨著生活水準的不斷提高，女人們也把茶餘飯後的焦點從名牌服飾、香水轉移到了保健、養生之上，如果妳希望自己成為一個當代令人刮目相看的有「內涵」懂得生活的女人，

那麼就一定不能忽視生活中這些不起眼卻對妳的身體有大幫助的小野菜哦！尤其是要注意粗糧與這些小野菜的搭配組合，下面就趕快重現來認識一下香椿「小姐」與蕎麥「先生」的完美組合吧！

蕎麥素有健康粗糧之稱，蕎粉中含有大量的維生素：維生素B_1、維生素B_2、維生素P、維生素P，其中維生素B群含量豐富。這些維生素有促進免疫細胞生長、預防炎症、增強免疫力的作用；而香椿素有「樹上蔬菜」之稱，它不僅營養豐富，且具有較高的藥用價值。它的葉、皮、根、果實都具有一定的醫療功效。香椿皮性涼，具有除熱、燥濕、止血等功能。兩者搭配食用可以用來治療風寒感冒、胃腸塞滯、脘腹脹悶、風濕性關節炎等症。其養生保健的作用，想必已經不需要我多言妳也能有所瞭解。

除此之外，因為蕎麥內含大量的粗纖維，香椿又天生含有一股特有的自然氣息，因此長期合理的食用，還能夠發揮愉悅身心的作用，讓妳越吃心情越好。

香椿內含香椿素等揮發性芳香族有機物，配合蕎麥富含的植物纖維及粗纖維等營養素具有健脾開胃、增加食慾的作用。香醇內含的大量維生素E和性激素物質，有抗衰老和補陽滋陰的作用，故有「助孕素」的美稱。

另外，香椿富含豐富的維生素C、胡蘿蔔素等，配合上蕎麥所含的多種人體所需的氨基酸，有助於增強機體免疫功能，並有潤滑肌膚的作用，是保健美容的良好食品。

此外，值得一提的是，蕎麥食用過多不易於人體的消化，而香椿所含的營養素，及多種維生素B群等恰好具有助消化、利腎養胃的作用，因此，兩者搭配起來食用，絕對是妳養生道路上的明智選擇。

既然，蕎麥搭配香椿好處這麼多，那麼該如何挑選上等的香椿來搭配蕎麥呢？其實，想要買到便宜且嫩的香椿只要在挑選時，用指甲掐掐香椿的根部，一掐就斷的肯定就是嫩香椿，掐不動的就是老的。此外，因為香椿的季節性很強，如果妳打算買一些用來儲存，以便於任何時候都能吃到營養的香椿，妳可以把香椿焯一下水，再用精鹽輕輕的揉一揉，裝在小密封袋中放入冰箱的冷凍隔層內即可。

香椿營養豐富，是野菜中難得的美味。它含有誘人的芳香物質，能夠增進食慾。與蕎麥可以鮮品炒食，也可以研製成為小鹹菜搭配蕎麥麵食用，美眉們怎麼能錯過這樣一種美食呢？趕緊自己動手，學做幾道美味的蕎麥與香椿組合的烹製方法吧！

酥皮香椿

美麗材料：香椿、鹽、澱粉、食用油、花椒鹽、雞粉、雞蛋、蕎麥粉各適量。

美麗烹調：

1. 香椿洗淨瀝乾水分，用精鹽水醃漬10～15分鐘，瀝乾水分後撒上適量乾澱粉備用。
2. 雞蛋取蛋黃部分，與蕎麥粉、澱粉、適量的清水攪拌成糊，加入適量的食用油均勻攪拌後備用。

3. 炒鍋放入適量食用油，油五分熱時，將處理好的香椿逐一黏上糊，放入油鍋中炸至金黃色撈出，再調入自己喜歡的配料即可食用

美麗秘方：外皮金黃，口感酥脆，芳香，營養豐富，值得一試哦！

香椿滑蛋海鮮丁配蕎麥麵

美麗材料：蝦仁、香椿、雞蛋、蔥、薑、蒜、鹽、醋、料酒、雞粉、蜂蜜各適量，蕎麥麵條適量。

美麗烹調：

1. 香椿焯水後切成小段放入盤中，蝦仁放入雞蛋中，加入適量蔥花、鹽、料酒、雞粉攪拌均勻備用。
2. 在鍋中放入油，開中火待油五分熱的時候，放入雞蛋、蝦仁翻炒，熟後放在香椿上，食用時放入事先準備好的蒜末、薑末、醋與蜂蜜調成的味汁一起淋在煮好的蕎麥麵條之上，一道美味的蕎麥香椿麵就可以食用了。

美麗秘方：鮮嫩爽口，酸甜可口，營養豐富。

不過，香椿雖好，但香椿內含硝酸鹽和亞硝酸鹽，外加上香椿是一種高蛋白食物，因此它自身生成致癌物質亞硝胺的危險程度較一般的蔬菜更高，所以，食用香椿實際上也是存在一定安全隱患的，那麼怎樣避開這些不利於人體健康的安全隱患呢？不要急，下面就介紹給姐妹們！

不少女生昨天買了香椿，但回家後又不想吃了，於是就把香椿直接放到冰箱內，實際上，這種做法是非常不科學的，不僅不利香椿的保存，也會加快香椿內致癌物質亞硝胺的分離。因此，香椿最好不要直接放入冰箱內儲藏，而是應該先開水汆燙一下之後再儲存。

總之，想要避免香椿的食用錯誤，最重要的環節處在挑選上，一般來說，挑選那些芽嫩，並在吃食之前用開水汆燙一下，就能基本維持香椿的食用安全。另外，吃香椿還要選好時間，一般三月份的香椿是最好的，過了三月份香椿大都會變老，不僅口感不好，營養物質也會流失殆盡了。

芋頭搭配猴頭菇，讓妳如花一般盛放

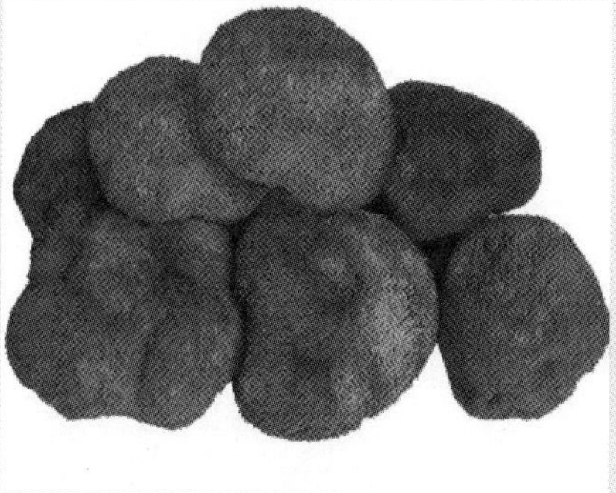

如果妳已經嘗試了太多的抗衰老活力素或各種活性營養素，卻成效甚少的話，不妨來嘗試一下猴頭菇食療抗衰法吧！在妳享受美食的同時可幫妳實現返老還童的美夢哦！還等什麼，一起來看看這有著奇怪名字、奇怪樣子的小東西，究竟是怎樣助妳完成美夢的吧！

可能對年輕的女性來說，返老還童、青春永駐這樣的詞語有點可笑，但當妳一過30歲妳就會突然有這樣的想法，「要是我也能返老還童就好了」，這種被妳自己也認為是有些可笑的想法，卻是反映了妳內心對留住青春的渴望。那麼，妳難道就只能惆悵無奈地眼睜睜看青春似流水，一去不復返嗎？當然不是青春似流水，但也的確一去不復返，但妳卻能控制這「水流」的速度，以此來實現妳青春永駐的願望。如果妳已經嘗試了太多的抗衰老活力素或各種活性營養素，卻成效甚少的話，不妨來嘗試一下芋頭搭配猴頭菇食療抗衰法吧！在妳享受美食的同時，幫妳實現返老還童的美夢。還等什麼，一起來看看這有著奇怪名字、奇怪樣子的小東西究竟是怎樣幫助妳完成美夢的吧！

芋頭大概美眉們在日常生活中並不陌生，芋頭內還含有多種礦物質，氟的含量也很高，因此常吃芋頭還能有著清潔、美白牙齒的作用。芋頭內含有一種天然多醣分分子植物膠體，這種膠體對脂肪具有抑制作用，能夠重塑人體內的脂肪分布，這也就是為什麼，常吃芋頭能夠達到塑型的功效的原因所在。

而猴頭菇因其外形酷似小猴子的頭而得名。長期以來，人們把它和熊掌、海參、魚翅等列為四大名菜，它有很好的滋補作用。猴頭菇是一種高蛋白、低脂肪、富含礦物質和維生素的優良食品，與芋頭搭配，具有美容養顏、塑型的功效，是渴望美麗女子的不二選擇。兩者搭配，既能滿足人體對營養物質的所需，又可以滿足美眉們挑剔的口味，真是難得的佳品組合哦！

女人常吃芋頭還能增強身體的免疫力，這主要是因為芋頭內含有一種黏液蛋白，被人體吸收後能生成一種對人體有益的免疫球蛋白，可提高人體的抵抗能力，對癌症等也具有一定的預防功效。而經常食用猴頭菇有利於人體內的血液循環。血液循環通暢，身體各個部分機能就能很好的發揮功能，最主要的表現就是，血液供給大腦充足，頭髮會烏亮，臉部肌膚會水潤充盈等。此外，因為猴頭菇不飽和脂肪酸含量很多，能降低血液膽固醇和甘油三醇的含量，對加速血液流速、改善身體循環有顯著功效，是預防心血管疾病的不二佳品。

此外，經常食用芋頭搭配猴頭菇的組合還能發揮抗疲勞的作用，因此芋頭和猴頭菇都具有舒緩的作用，尤其適合那些工作的OL們，因為猴頭菇良好的抗疲勞功能，能延長運動時間，提高血乳酸脫氫酶活性，顯著降低疲勞感，提高肌糖元、肝糖元貯量等作用，緩解因為熬夜、壓力帶來的臉色色素沉積、黑眼圈、浮腫等症狀。此外，因為猴頭菇所富含豐富的維生素B群，經常食用能夠為女性抵禦外來紫外線侵襲，增強女性身體抗氧化的能力，延緩衰老，發揮延年益壽、美容駐顏、返老還童的作用。最後，值得一說的就是猴頭菇的抗癌防癌作用，因為猴頭菇能抑制黃麴黴素的生長，且其內部含有能夠對自然殺傷的細胞活性有明顯的啟動作用的多醣物質，和能夠抑制癌細胞去氧核糖核酸的合成多酚物質等，在配合芋頭天生富含的免疫蛋白球，想把癌症趕多遠就有多遠啦！

市面上的芋頭非常多，而且一般只要看外部沒有破損，差不多品質都不錯，但猴頭菇就相對難買一些，為了方便挑選出優質的猴頭菇，特別歸納了以下三點，那就是從猴頭菇的外表、顏色、毛長來辨別品質。猴頭菇形狀越圓越好，如果直徑能夠達到5公分就算是很好的猴頭菇了。猴頭菇外面的絨毛是衡量其是否好壞的因素之一，絨毛越長則品質相對越好。顏色較淡的猴頭菇品質好一點，以金黃色為佳，新鮮的猴頭菇呈白色，乾製後呈褐色和金黃色。

猴頭菇是鮮美無比的山珍，菌肉鮮香，香醇可口，所以美眉們一定要掌握幾道猴頭菇的烹調方法。

扒猴頭菇野雞腿搭配香芋

美麗材料：野雞腿100g，猴頭菇150g，冬筍25g，雞油30g，勾芡粉水、香油、料酒、蔥、薑、蒜、花椒、雞粉、鹽各適量，香芋兩個。

美麗烹調：

1. 將野雞腿去骨切成條，水發猴頭菇洗淨切成片備用。
2. 冬筍切片，蔥、薑、蒜切段，鍋中放入油燒熱，放入蔥、薑、蒜爆香，填入雞湯、料酒、花椒水、精鹽，水沸後撈出蔥、薑、蒜，放入冬筍、雞腿、猴頭菇，小火燉煮15分鐘。
3. 拿去鍋蓋，用芡粉水勾芡，淋入適量的芝麻油，翻鍋後裝盤即可食用。
4. 香芋洗淨後放入蒸鍋蒸煮至熟，搭配著猴頭菇的美味菜餚一起食用即可。

美麗秘方：味道鮮香，營養豐富，養顏美容，瘦身塑型。

紅燒猴頭菇香芋塊

美麗材料：猴頭菇150g，香芋150g，大蔥15g，薑15g，料酒20g，醬油15g，香油15g，豬油15g，白砂糖、鹽、雞粉、花椒、八角、澱粉、胡椒粉各適量。

美麗烹調：

1.猴頭菇放入冷水浸泡24小時，洗淨，再用溫水泡2小時，取出剪去老根，放入小盤內，加雞粉、料酒、蔥、薑、蒜、花椒、八角，上屜蒸2小時取出備用；香芋洗淨去皮切塊汆燙備用。

2.冷卻後將猴頭菇切成片，炒鍋燒熱加入適量豬油，下入花椒、八角、蔥、薑、蒜爆香撈出料渣，加入醬油、料酒、雞湯、猴頭菇片、處理好的香芋塊、白糖、胡椒粉，中火煮沸。

3.煮沸後改文火燉煮，快熟後大火收汁加入少許雞粉調味即可食用。

美麗秘方：色澤紅潤，味道鮮美，營養豐富。

芋頭在日常生活，食用的方法非常多變，但猴頭菇相對需要注意的事情就稍微多一點，一般主要有以下幾點需要注意：吃猴頭菇一定要用清水反覆浸泡幾次，才能去除本身的苦味，在烹調之前，還最好用溫水再浸泡，這樣不僅口感好，其營養物質也會被引出來，更容易人體的吸收和利用。

再來就是猴頭菇與香芋在食用時一定要全部煮熟，這樣才能便於人體吸收營養成分，尤其是猴頭菇最好燉煮到快碎為止，如果吃食半生不熟的猴頭菇不僅營養含量低，且很容易引起中毒。

扁豆搭配莧菜，女人長壽的秘訣

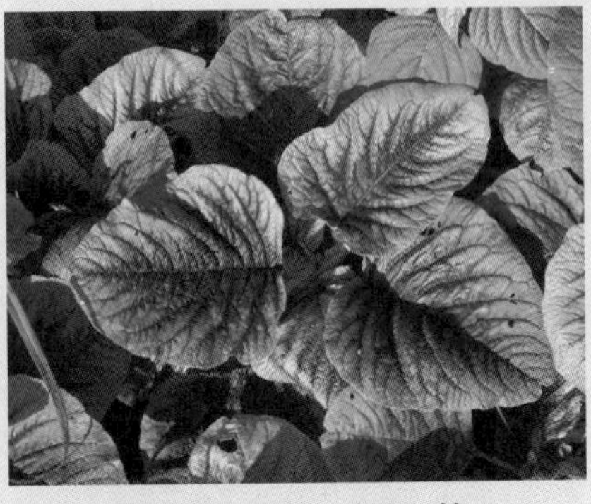

莧菜是近幾年才被端上桌的。雖然上桌的時間不長，但已經有不少地方把莧菜奉為「長壽菜」。莧菜營養豐富，其中鐵及鈣的含量比菠菜還要高，是一般蔬菜無法比擬的。更重要的是，莧菜中不含草酸，所含鈣、鐵非常容易被人體吸收利用。因此莧菜非常利於人體的發展。

妳知道莧菜嗎？妳吃過莧菜嗎？妳經常用扁豆與莧菜搭配烹調出健康美味的食物嗎？如果妳連聽都沒聽過，那只能說妳落伍了，在這個崇尚「食野」的時代，妳連這種營養含量超高的代表性野菜都不知道，妳又怎麼能夠實現自己保健、養顏成為時尚美麗達人的願望呢？

不過，妳不要太過著急，至少看看下面的文字妳就知道了，還不算太後知後覺。

扁豆是很常見的粗糧，也比較受女生們的喜歡，無論是單獨清炒，還是和肉類同燉，抑或是炒熟涼拌，都很美味。扁豆含有蛋白質、碳水化合物。扁豆的營養成分非常豐富，包括蛋白質、脂肪、醣類、鐵、鈣、磷及食物纖維、維生素A、維生素B及維生素B群等；扁豆衣的維生素B族含量尤為豐富，此外，扁豆還含有更豐富的葡萄糖、磷脂、蔗糖；另一邊，莧菜也含有大量的微量元素，且不含草酸，非常利於人體吸收，莧菜還含有豐富的維生素K，與扁豆一起食用，能夠增強人體造血功能，具有健康、益氣的作用。

此外，莧菜做為一種純自然狀態下生長的小野菜，天生便具有一種自然的氣息，與扁豆長期合宜的食用，可以發揮理氣、順氣的作用，尤其適合脾氣急比較暴躁的美眉。

同時女生們常吃莧菜可增強體質，莧菜中富含蛋白質、脂肪、醣類及多種維生素和礦物質，其所含的蛋白質比牛奶還要豐富，而且更容易被人體吸收。莧菜所含的胡蘿蔔素比胡蘿蔔本身還要多，可以為人體供給非常豐富的營養物質，有利於提高身體的免疫力，是當之無愧的「長壽菜」，再配合具有清熱解毒功效的扁豆一起食用，其保健養生作用更為突出，保證妳越吃越漂亮，越吃越長壽。

除此之外，莧菜還有一定的藥物價值，莧菜性味甘涼，有清肝解毒、涼血散瘀的作用，與扁豆的功效相輔相成，對於濕熱症引起的眼睛痛、咽喉痛等症狀有顯著的療效。

生活中，扁豆很常見，那麼莧菜到底好不好找呢？其實是一種常見的野菜，也是不少家庭很喜歡食用的青菜，只不過大部分女生們都很少關注這些不怎麼起眼、口味也不是很出眾的小野菜罷了。那麼怎樣才能選購到品質好的莧菜呢？

莧菜有紅莧、青莧和彩莧三種，紅莧菜葉片紫紅色，吃起來非常的甜軟；青莧菜是綠色的，吃起來比較硬性；彩莧菜則同時具有紫紅色和綠色，口感與紅莧菜類似。美眉們可以根據自己的口感來挑選不同種類的莧菜。挑選時，一般葉片厚、樣子皺著的口味比較老；葉片薄、葉子比較平的口感比較嫩。此外，吃食莧菜的最佳季節是每年的5～6月份，此時的莧菜不僅營養含量最豐富，而且口感也最好。

下面就快來學學如何巧妙的烹製扁豆VS莧菜吧！

扁豆扒莧菜

美麗材料：莧菜750g，扁豆100g，蔥段適量，薑、蒜、鹽、雞湯、雞粉、葡萄酒、勾芡粉水、豬油等各適量。

美麗烹調：

1.扁豆洗淨汆燙瀝乾水分備用；莧菜洗淨切段備用。

2.炒鍋燒熱，加入適量的豬油，放入蔥、薑、蒜爆香後，放入扁豆，翻炒幾下後，倒入少許葡萄酒，加熱燒至沸騰，倒入處理好的莧菜，加入少量精鹽、勾芡粉水，翻炒兩下後加入適量雞湯燒2～3分鐘入味後裝盤。

美麗秘方：味道甘香，營養豐富，難得的美味哦！

粉蒸扁豆莧菜

美麗材料：紅莧菜、食用油、精鹽、雞粉、鮮湯（可用高湯塊代替）、扁豆、香油、炒麵粉各適量。

美麗烹調：

1. 莧菜洗淨、切成段備用；扁豆洗淨汆燙瀝乾水分備用
2. 在碗裡放適量的炒麵粉，加入鮮湯、精鹽、雞粉、食用油、莧菜、處理好的扁豆，攪拌均勻備用。
3. 將攪拌後的材料放入蒸鍋中，用大火蒸20分鐘左右，取出淋上少量香油即可食用。

美麗秘方：色澤紅潤，味道香糯，營養豐富。

莧菜雖營養豐富，與粗糧扁豆搭配可謂是美眉們餐桌上的絕佳美食，不過值得提醒的是若食用不當，也會給身體帶來不良的影響。莧菜與扁豆的搭配與其他小野菜與粗糧的搭配一樣適量則有益健康，過量則會給身體帶來負擔，此外，莧菜、扁豆最好用水煮過再食用，不要直接吃，扁豆更是一定要確保完全熟後才能使用，以免造成食物中毒。總之，姐妹們在食用這個組合的時候，只要遵循適量且熟吃的原則，就能保證健康啦！

薏仁配蓮子，補氣又美容

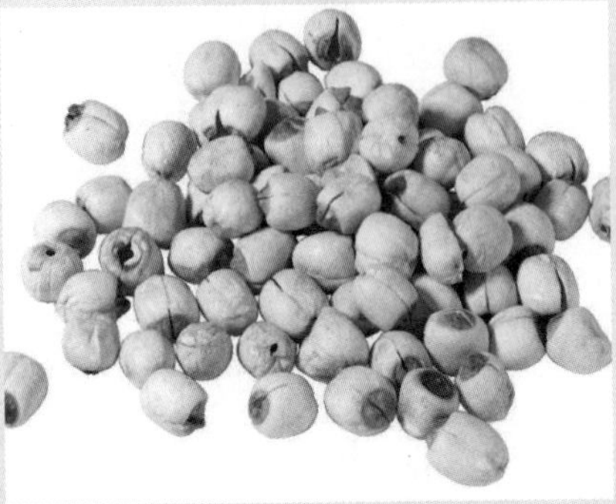

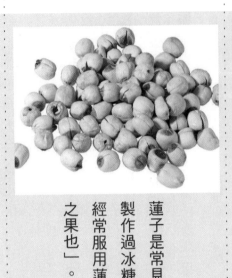

蓮子是常見的滋補之品，有很好的滋補作用，不少女生都製作過冰糖蓮子湯、銀耳湯之類的食物。古代女子更認為經常服用蓮子「百病可祛」，因為它「享清芳之氣，乃脾之果也」。

愛美的妳是否經常食用蓮子呢？妳除了知道蓮子是一種很好的滋補食品外，還對它有什麼瞭解嗎？還是像很多女生一樣人云亦云的覺得蓮子有這樣那樣的功效呢？事實上，蓮子的確是一種滋補佳品，尤其當妳脾胃不協調、心神不寧的時候，它能給妳提供足夠的營養，幫助妳度過生活中的這些「小難關」。

對愛美的美眉來說，薏仁和蓮子都是常見的食物，為什麼呢？因為這兩者均是美白養顏的佳品。

薏仁的主要成分有蛋白質、維生素B群、維生素E，是一種天然的美容食品，而蓮子更是常見的滋補之品，有很好的滋補作用，不少女生都製作過冰糖蓮子湯、銀耳湯之類的食物。古代女子更認為經常服用蓮子「百病可祛」，因為它「享清芳之氣，乃脾之果也」。

蓮子的營養豐富，其中的鈣、磷和鉀含量都很高，除了是構成骨骼和牙齒的成分外，還有促進凝血、活化某些酶素、維持神經傳導性、鎮靜神經、維持肌肉伸縮性以及心跳節律等作用。磷還是細胞核蛋白的主要組成成分，幫助集體進行蛋白質、脂肪、醣類的代謝，並維持酸鹼平衡。兩者搭配食用，可以發揮光滑皮膚、減少色素沉積等作用，且對治療黃褐斑、雀斑也有顯著療效，兩者搭配長期適量食用，更能加快美白的作用。

除了美白養顏方面的功效外，蓮子有養心安神的作用，腦力工作者經常食用，可以健腦，增強記憶力，提高工作效率，並有助於預防老年癡呆。薏仁則含有大量的微量元素、維生素B群及粗纖維，能夠有效緩解白領業務一族因為忙碌工作而造成的微量元素缺失，消化系統病變等問題，與蓮子搭配，更具有顯著的強心作用，能擴張外周血管，降低血壓。蓮子還有祛心火的功效，可以治療口舌生瘡，並有助於睡眠。

既然如此，愛美的妳還等什麼呢？趕快從今天起與薏仁、蓮子結緣吧！下面就趕快為姐妹們介紹一下如何購買優質的蓮子和薏仁。一般來說，薏仁主要看其大小是否均勻即可，而蓮子則多看顏色，不要挑選太白的，也不要挑選太黃的，要挑選微微發黃的，個大、飽滿、無皺、整齊為佳。此外，觀察蓮子的表皮，表皮顏色成淡淡的嫩綠黃色，表示蓮子比較嫩，而蓮子表皮成深綠色，則說明蓮子已經開始變老，若蓮子成較深的黃綠色，則說明蓮子已經很老了，吃的時候如果不去除蓮子芯，就會很苦。

日常生活用中蓮子煮粥是最常見的吃法，但實際上，蓮子搭配薏仁還有很多不一樣的吃法，下面就給各位姐妹們介紹一下吧！

薏仁芙蓉蓮子

美麗材料：蓮子200g，薏仁200g，番茄100g，雞蛋清150g，白糖100g。

美麗烹調：

1. 蓮子用開水浸泡3次，再進蒸籠蒸10分鐘；薏仁提前浸泡5至6個小時備用。
2. 蒸熟的蓮子剝去蓮子芯與薏仁一起，加白糖、清水1000ml再進蒸籠蒸15分鐘。
3. 雞蛋清打成棉花狀。
4. 用番茄的皮削成帶狀，在蛋白上砌一個壽字或者其他妳喜歡的字或者符號均可。
5. 擺好的番茄和蛋白放入蒸籠裡蒸3分鐘。
6. 蓮子、薏仁糖水起鍋，放入事先準備好的碗中，將處理好的蛋白移到湯碗中，這道薏仁芙蓉蓮子就可食用。

美麗秘方：味道清淡甜美，樣式美觀。

蓮子除了可以烹調美味的食物做為女生們保健身體、養顏的食療工具之外，還有一些常被女生忽略卻非常有效地小偏方，下面就趕快來看看吧！

失眠是困擾女生健康的最大殺手，不僅會侵害女生們的健康，還會摧毀女生們的容貌，因此女生們一定要果斷，即時地與失眠Say Bye Bye！

當妳遭遇失眠的時候，妳可以取20粒左右的蓮子、10顆桂圓、適量浸泡好的薏仁，在臨睡前用水燉著喝，對一般性失眠效果顯著，也可以直接當作宵夜食用，滋補作用顯著。

此外，也可以在白天不忙的時候，用鮮蓮子30g，乾銀耳10g，雞清湯1500g，浸泡後的薏仁適量，烹調安神調理湯來喝。做法也很簡單，首先將銀耳水發，蓮子去皮、蓮子芯與處理後的薏仁沸水煮30分鐘，與銀耳一同放進鍋中，加入雞清湯、適量的料酒、鹽、白糖再煮10分鐘，加入少許雞粉即可食用，每天兩次，效果顯著。

吃蓮子、薏仁對女生有諸多好處且使用很簡便，薏仁一般在處理環節相對容易一些，只要事先用清水浸泡即可，但蓮子就相對麻煩一點，生活中，有些美眉在處理蓮子時依然會犯一些小錯誤，常常除去蓮子芯。蓮子芯是蓮子中央的青綠色胚芽，味苦，有清熱、安神、強心的功效。將蓮子芯用開水浸泡後飲用，可治療高燒引起的煩躁不安，有安神之功效，對高血壓、失眠、心悸等症狀也有一定的治療作用。所以在食用蓮子時，最好不要輕易剔除蓮子芯。

馬齒莧搭配糙米，與陽光對抗到底

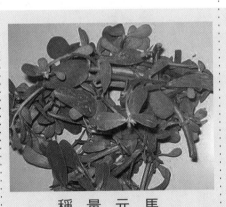

馬齒莧的營養價值很高，除了含有豐富的蛋白質外，微量元素和維生素類的含量也相當高。除此之外，它還含有大量的甲基腎上腺素和多量鉀鹽，有「天生抗生素」的美稱，對大腸桿菌等多種病菌有強力的抑制作用。

無論春、夏、秋、冬中的哪一個季節，女人都擔心被陽光曬黑，於是無論是炎熱的夏天還是寒冷的冬天，各種類型的防曬產品永遠都是女人們最熱門的選擇和議論的重心。

但日復一日，年復一年，防曬產品沒少用，可是皮膚卻還是越來越黑，即使有些膚質天生白皙的女生，隨著日曬程度的加強，臉上也不可避免的出現難纏的色斑和乾紋，著實讓每個愛美的女人煩惱不已。

但親愛的姐妹們，從這一刻開始，妳大可不必再懼怕陽光，無論夏季還是春季，妳都可以「正大光明」的走出屋子，到戶外去曬太陽。說了這麼多，究竟是什麼讓美眉們不必再懼怕陽光呢？

答案很簡單，就是用糙米搭配馬齒莧。糙米大家都非常熟悉了，這裡便不多介紹，下面就來看看馬齒莧的作用吧！馬齒莧又名長命草，它全身有五種顏色，葉子是青色、莖是赤色、花是黃色、根是白色、種子是黑色，因此，也被稱做是「五行草」。是古書中記載對人類健康最有貢獻的野菜之一。

馬齒莧的營養價值很高，除了含有豐富的蛋白質外，微量元素和維生素類的含量也相當高。除此之外，它還含有大量的甲基腎上腺素和多量鉀鹽，有「天生抗生素」的美稱，對大腸桿菌等多種病菌有強力的抑制作用。這一點正好與糙米的特性相搭，兩者和在一起食用，不僅能夠發揮養顏美容的作用，同時也具有一定的藥物理療的功效，是腸胃系統不太好的美眉的首選。

另外，馬齒莧是天然的高鉀食物，人體內鉀含量不足就會造成細胞缺水，而細胞內水分不足又是致使細胞衰老的主要原因，而日曬過後，細胞內大量水分都會被蒸發掉，因此，進食馬齒莧能夠保持人體內有足夠的鉀，延緩細胞老化，給細胞補充足夠的水分，馬齒莧的汁液對人體的平滑肌有顯著作用，經常食用，還能獲得一雙明亮的大眼睛。此時，若搭配上糙米一起食用，不僅能夠擁有明亮的美眸，還能夠得到細緻嫩滑的肌膚，因為馬齒莧中的高鉀成分能夠給細胞補充足夠水分，而糙米富含的粗纖維及多種維生素又正好能夠啟動細胞活性，這樣一來，妳想自己的皮膚不嫩滑都難。

既然，兩者搭配有如此多好處，尤其是對想要變漂亮的女人來說，那麼，還等什麼呢？趕快購買馬齒莧回家為自己烹調有益美容的美味吧！一般來說，馬齒莧是一種比較常見的野菜，一般在菜市場都能買得到，很多女生也都吃過這種外形可愛的野菜，那麼，挑選馬齒莧有沒有什麼竅門呢？

最重要的就是觀察，一般葉多、質嫩、株小的是品質很好的馬齒莧，而那些開花或結子的馬齒莧聰明的妳還是盡量不要購買，那樣的馬齒莧一般不太好，且口感欠佳。

挑選馬齒莧的問題解決了，現在就要開始關注食用的方法了，因為馬齒莧屬於小野菜，一般不怎麼受女生們的青睞，大多數女生會覺得它們吃起來過於粗淡，但只要多花點心思，就能使原來粗淡的野菜，搖身一變成為美味佳餚，下面就為「貪吃」的妳介紹幾種烹調馬齒莧的方法。

涼拌馬齒莧搭配糙米汁

美麗材料：馬齒莧半斤，仙人掌60g，白砂糖、醋、香油適量。

美麗烹調：

1. 馬齒莧洗淨，切成段備用。
2. 仙人掌去皮切成絲備用。
3. 將馬齒莧和仙人掌汆燙後加入適量的白砂糖、醋、香油，攪拌均勻即可食用。

美麗秘方：碧綠清香，美味可口，營養豐富。

此外，馬齒莧還可以用來煲粥食用，很適合忙碌一天想吃點清淡食物的妳哦！

馬齒莧薏仁粥

美麗材料：鮮馬齒莧100g，糙米50g，蔥花適量。

美麗烹調：

1. 馬齒莧洗淨汆燙後切碎待用。
2. 油鍋燒熱，放入蔥花爆香，再放入切好的馬齒莧，翻炒幾下後加少許鹽調味，關火備用。
3. 糙米淘洗乾淨，放入鍋內，放入適量清水快煮熟時倒入處理好的馬齒莧，熬製片刻即可起鍋食用。

美麗秘方：清淡鮮香，風味獨特。

馬齒莧做為一種美容食品，不少女性錯誤的認為吃得越多就越好，實際上這是一個飲食錯誤，如果妳經常腹瀉、脾胃不諧，那麼就一定要控制好食用馬齒莧的數量，食用過多，就會引起腹瀉，對妳的脾胃健康無益；另外，要是妳正處在懷孕期，也應避免食用馬齒莧。

馬齒莧雖然是女人們抵抗陽光的最佳食物，但也要因自身情況而定，這樣，妳才能真正的越吃越美麗，越吃越健康哦！

7 「粗」出來的小情趣

妳知道妳生活中最不能缺少的是什麼嗎？除了金錢、愛情……當然要數小情趣啦！生活中若沒有小情趣，再甜蜜的戀愛也會乏味，再美好的生活也會失真，小情趣就如同是生活的調味劑，少了會平淡無味，那麼生活中如何營造小情趣呢？如果妳已經厭倦了一週一次的電影約會或者無聊乏味的泡沫聚會，那麼，不妨來點新花樣吧！試著和妳親愛的他一起來制訂一個粗糧計畫，或是將粗糧搬進辦公室……換個「花樣」，盡情的享受一下「粗」出來的小情趣吧！

美女白領的粗糧新品味

粗糧已經不再是那些原本不受人關注的「粗糙」食物了，而是已經成為美女們茶餘飯後的必聊話題，在不少上班族白領看來，吃粗糧除了對身體有益，對美容有益外，更代表了她們的一種品味。

當代的美女OL們在工作之餘都喜歡在辦公室討論什麼事情呢？如果妳在自己的公司內留心觀察，妳就會發現，這些美女OL已經不再不厭其煩的談論某女的男友；不再關心哪個商場打折；不再比較誰的包包更貴一點；不再討論那電視劇令人不滿的結局，而是開始聚在一起討論今晚吃什麼粗糧；妳最近吃的粗糧效果如何；哪種粗糧能夠美容除痘；哪種粗糧對治療便秘最有效……

粗糧已經不再是那些原本不受人關注的「粗糙」食物了，而是已經成為美女們茶餘飯後的必聊話題，在不少上班族白領看來，吃粗糧除了對身體有益，對美容有益外，更代表了她們的一種品味。

「現在還哪有人吃鮑魚啊！真俗！」這是發自美女ＯＬ瑪麗嘴裡的感嘆，說這話時，她及幾個女同事正在討論週末總公司的員工聚餐，不少男同事紛紛說要吃高檔的海鮮，還有的說鮑魚，這不，那邊話音未落，這邊就遭到了瑪麗的「攻擊」。

瑪麗是全公司裡最早一個開始粗糧養生食療的美眉，起初，她向身邊的姐妹們介紹的時候，不少姐妹都以為瑪麗是三天熱度，沒把粗糧放在心上，結果數個月過去了，這些平日裡最關心別人皮膚及身材的「八卦女」們竟然驚奇的發現，瑪麗的皮膚什麼時候變得這麼好了，就連腰身也足足小了2個碼，天啊！於是眾姐妹趕緊圍過來逼問瑪麗到底用了什麼特效產品，結果，瑪麗臉都不抬的說：「就是妳們懶得理的粗糧嘍！」自此之後，辦公室的眾女生從未如此這般的團結對待過一件事，但是對吃粗糧，她們卻做到了。

辦公室的小亞也是這場粗糧熱潮中的一員，以前小亞是公司出了名的痘痘女，因為無論一年四季，她的臉上總是頂著幾個清晰可見的紅痘，用盡各種產品均無療效，本來打算放棄的小亞在瑪麗的介紹下，開始有選擇性地吃一些有調理作用的粗糧，如松子、山藥、黑豆、糙米等，結果不到三個月，那些困擾小亞很長時間的「噩夢」痘痘就奇蹟般的消失了。

麗莎是辦公室裡體重最重的女生，嘗試過多種減肥藥，不是反彈就是副作用很大，最後麗莎決定選擇自暴自棄了，後來，她也學大家嘗試粗糧減肥，食用一些減肥效果顯著的粗糧如：紅薯、燕麥、芋頭等，半年過去了，妳一定會對現在的麗莎跌破眼鏡，雖然不能說苗條過人，但肯定足以令妳驚艷，她的體重從80公斤直降到60公斤，這可是絕對天然、健康、不反彈的減肥方法！

再來就是公司的小芝，她天生就長得漂亮、身材也好，但就是一到那幾天常常經痛，有時候痛得得去醫院，吃了不少中藥，作用不大，吃西藥又怕副作用，後來，不知道從哪裡找到了一種治療經痛的粗糧食補小偏方，沒過兩個月，就很少聽到她說自己經痛了。

粗糧食補已經風靡了ＯＬ美女們的辦公室，妳還在等什麼，快點行動吧！

下午茶，杏仁、綠豆自製

最省錢且健康的方法就是自製粗糧下午茶，不僅能夠向辦公室的人展示妳的手藝，還對身體超好的。快來看看吧！相信聰明的妳肯定一看就會，此外，如果妳在製作的時候，也為親愛的他做一份，讓他忙碌之餘享用妳的愛心餐點，不僅他自己會覺得超有幸福感，也會羨慕死那些沒有Darling製作愛心下午茶的男生們哦！

下午茶時間妳怎麼過？是忍著餓不吃，還是電話叫那些既不營養又浪費錢的下午茶套餐？實際上，下午茶時間是身體除晚上之外，另一個補給營養的時間，因此，如果妳有飢餓感，不吃是很不健康的，但下午茶的時間並不多，除了叫外賣之外，還有別的什麼方法嗎？

當然有，最省錢且健康的方法就是自製粗糧下午茶，不僅能夠向辦公室的人展示妳的手藝，還對身體超好的。快來看看吧！相信聰明的妳肯定一看就會，此外，如果妳在製作的時候，也為親愛的他做一份，讓他忙碌之餘享用妳的愛心餐點，不僅他自己會覺得超有幸福感，也會羨慕死那些沒有Darling製作愛心下午茶的男生們哦！綠豆是粗糧中祛暑清燥的佳品，因此，用綠豆製作的小點心不僅美味且有消暑補肺的作用，趕快來學學吧！

韓國綠豆餅

美麗材料：綠豆1杯，泡菜150g，蕨菜80g，豬肉末150g，綠豆芽100g，蔥、紅辣椒、醬油、搗好的蒜、胡椒粉、香油、芝麻、食用油各適量。

美麗烹調：

1. 將綠豆在清水中浸泡一夜，之後用手去除綠豆的外皮磨碎備用。
2. 將豬肉末放入適量的佐料醃製。
3. 把綠豆芽用鹽水汆燙一下瀝乾備用，蕨菜去梗，大蔥切成絲，泡菜瀝乾水分後切成絲，紅辣椒洗淨切成小圓圈。
4. 在平底鍋裡放油，四分熱時，放入一勺磨好的綠豆，之後在綠豆上放入適量的豬肉末和處理好的豆芽、蕨菜等食材，翻過來煎，盡量煎成圓形，最後裝盤即可食用。不過美眉們最好放在保溫盒內熱食，那樣味道才會更香！

除了清熱解毒的綠豆小點心之外，還要為美眉們介紹一種越吃越美白的小點心，它的名字就叫「杏仁香脆餅」。千萬不要小看這小小不起眼的脆餅，它可是韓國美眉們最鍾愛的午後小點心，這款香香脆脆的小甜點絕對會讓妳一吃難忘，忍不住想要再吃。如果會享受的妳在食用時再配上一杯香醇的紅茶，那種美味的感覺又怎能是一言兩語能表達得清的呢？想不想自己親手炮製這樣一份難得的美味呢？那麼，趕快來試試吧！

杏仁香脆餅

美麗材料：雞蛋1個，糖粉80g，低筋麵粉20g，玉米粉15g，沙拉油適量，南杏仁片80g，香草粉適量。

美麗烹調：

1.將雞蛋與糖粉混合攪拌，直到糖分全部融於蛋液中，再加入適量沙拉油調拌。

2.將低筋麵粉、玉米粉、香草粉拌勻後，再與杏仁片均勻攪拌備用。

3.在烤盤中放上一塊不沾油的布，用勺子將液體均勻的舀上去，並把處理好的杏仁等均勻的平鋪在上面。

4.將烤箱預熱10分鐘後，將烤盤放在烤箱的上層開大火烤10分鐘就可出爐食用。

美麗秘方：美味可口，且美容效果顯著哦！

妳可以將做好的脆餅放在密封的可愛罐子中，給自己或者親愛的他帶一小份，在忙碌之餘，吃上一塊，真是人間一大美事！

讓粗糧登上聚會的餐桌吧！

當妳為辦派對心煩的時候，不妨考慮一下粗糧派對餐。妳也完全不要擔心粗糧會不會讓妳的派對略顯寒酸，只要搭配合宜、多樣，它們會讓妳的朋友們讚不絕口哦！

受歡迎的妳，經常會被朋友邀請參加各類的派對，為了回請朋友們，妳決定讓大家在週末的時候來到家裡開派對，但追求與眾不同的妳卻不想像所有的聚會一樣，為大家準備一些老套的自助餐或者是其他陳舊、乏味的中式炒菜。那麼，不妨為妳的朋友準備一些保健的粗糧食物吧！保證他們會大大稱讚妳的生活品味哦！

粗糧的好處在這本書的上幾章節已經基本介紹得很詳細了，因此，做一頓粗糧派對餐絕對是很不錯的選擇。此外，妳也完全不要擔心粗糧會不會讓妳的派對略顯寒酸，只要搭配合宜、多樣，它們會讓妳的朋友們讚不絕口哦！

下面就來看看都有哪些美味的粗糧派對餐，又是怎樣烹調的吧！

櫻花蝦糙米粥

絕對值得推薦的食物，可以做飯後食物也可以在飯前食用，非常美味且口感獨特，是道可以彰顯妳的品味的料理。

美麗材料：糙米180g，櫻花蝦100g，芹菜60g，鹽1小匙，香油1小匙。

美麗烹調：

1. 將糙米、芹菜與櫻花蝦洗淨；芹菜切末。
2. 在鍋中倒入1000ml清水煮開，加入糙米及櫻花蝦用文火煮至軟爛，放入適量的鹽調味，撒上適量芹菜、香油即可食用。

美麗秘方：養顏，瘦身；此外，如果想更好的達到瘦身的效果，也可以不要放香油，並適量的多放些芹菜，很適合姐妹淘們的聚會。

蔬菜腐皮捲

清清淡淡的菜餚，卻能給妳帶來大能量，這款蔬菜豆捲內含豐富的營養物質，非常適合在炎熱的夏季與三五好友一邊話家常一邊食用。

美麗材料：豆腐皮4張，大白菜250g，豆干100g，水發香菇60g，韭菜30g，食鹽、清油、雞粉各適量。

美麗烹調：

1.將大白菜洗淨後汆燙，瀝乾水分後切碎；豆腐皮洗淨後每張切成四份；香菇與豆干在水中煮沸後撈出切成細絲備用。

2.把處理好的大白菜、香菇和豆干放入大一點的容器內，調入適量的精鹽、清油及雞粉均勻攪拌，再將處理好的豆皮攤開，取適量的大白菜等放在豆皮上，捲起來用一根韭菜葉綁好放在盤子裡，照此方法捲好所有的豆皮即可上鍋蒸，蒸5分鐘即可起鍋食用。

美麗秘方：豆皮和豆干都含有豐富的蛋白質，而白菜和香菇則有富含維生素及礦物質，再加上完全低脂的烹調方法，可以說完美的保留了粗糧的營養成分，絕對算得上粗糧細吃、健康吃的好方法哦！

果汁燕麥飲

美麗材料：燕麥、雞蛋、牛奶、果汁各適量。

美麗烹調：

1.鍋中放入適量的清水，加入燕麥煮沸。

2.將雞蛋打入煮沸的燕麥中，充分攪碎，待雞蛋熟後關火。

3.放入100ml的鮮奶，完全放涼後加入選好的果汁即可食用。

美麗秘方：口味清淡，非常適合下午茶佐餐食用或做飯後小甜湯食用，喜歡甜口味的美眉，可以適量的加入些蜂蜜，味道會更好哦！

馬鈴薯燉雞翅

既然是聚會，自然不能少一兩道既能彰顯廚藝又美味健康的大菜，快來學學吧！

美麗材料：大馬鈴薯2個，雞翅適量（因人數決定），油、鹽、料酒、雞粉、醬油、蔥、薑、蒜、胡椒粉、孜然粉各適量。

美麗烹調：

1. 將雞翅洗淨後瀝乾，切成小塊，用適量的料酒、鹽、醬油、孜然粉拌勻醃30分鐘。
2. 把馬鈴薯去皮、洗淨切成稍大一點的方塊，放入微波爐高火轉3分鐘。
3. 在鍋內放入適量油，油七分熱時放入雞塊，待雞塊變色後起鍋備用。
4. 鍋內的油不動，開火，下蔥、薑、蒜末爆香，然後再回鍋一下雞塊，並將處理好的馬鈴薯與雞塊一起翻炒2～3分鐘後，在鍋中倒入適量清水，燉煮至湯汁微乾後起鍋，調入適量的胡椒粉、孜然粉即可食用。

美麗秘方：味美鮮香，很不錯的食物哦！

說了這麼多，妳是不是已經想好做什麼菜餚給妳的朋友了呢？相信等妳的朋友嚐到這些美味粗糧後，一定會在大大稱讚妳的廚藝後，也對粗糧有一個全新的認識吧！

粗糧細吃，食尚回歸

現代人總是養生不離口，隨著醫學技術的發展，人們也終於再次回歸，準備尋求古時候的方法，吃五穀雜糧，過健康生活。如今，那些以前被姐妹們遺忘的玉米、黑米、紅薯、大豆等食物又重新回到了姐妹們的餐桌上，但隨即問題也出現了，那就是口味單一，製法粗糙，難以吸引人。有鑑於此，今天特別介紹一些家庭常用的烹調方法給姐妹們，讓大家可以在獲取健康的同時，又能滿足自己挑剔的味蕾，同時，也能在親愛的他及其他姐妹面前大展身手，畢竟，能夠將粗糙且有些乏味的粗糧，用精細的烹調手法做成美味大餐的女生還不錯哦！

粗糧掛著一個粗字，讓很多女生望而卻步，但文章到了這裡，大概不少女生已經改變了她們原有對粗糧的認知，甚至決心要調整自己之前不「粗」的生活結構。

但在這裡，依然要提醒各位漂亮美眉，所謂吃粗糧，指的只是粗糧本身沒有經過過度加工，而並非指製作手法上也要粗糙，提到穀物類的就只能蒸煮、根莖類的就只能蒸著吃等等，其實粗糧有很多吃法，也有很多精細的做法，現在都市健康食尚，講究的就是粗糧細吃，將粗糙的食物吃得精細、健康、漂亮。

現代人總是養生不離口，隨著醫學技術的發展，人們也終於再次回歸，準備尋求古時候的方法，吃五穀雜糧，過健康生活。如今，那些以前被姐妹們遺忘的玉米、黑米、紅薯、大豆等食物又重新回到姐妹們的餐桌上，但隨即問題也出現了，那就是口味單一，製法粗糙，難以吸引人。有鑑於此，今天特別介紹一些家庭常用的烹調方法給姐妹們，讓妳們可以在獲得健康的同時，又能滿足自己挑剔的味蕾，同時，也能在親愛的他及其他姐妹面前大展身手，畢竟，能夠將粗糙且有些乏味的粗糧，用精細的烹調手法做成美味大餐的女生還不錯哦！

糙米的新奇做法：

這是一種全家皆宜的健康飲品，冬天熱著喝，夏天可涼飲。糙米於睡前浸泡，花生仁可先烤好，以玻璃瓶盛裝，每次酌量取用，那麼清晨就可以快手準備好營養的早點飲品；其變化尚可略增花生仁的比例或添增不同的堅果。

糙米漿

美麗材料：糙米半杯（即半飯碗），帶皮花生仁半杯，熟黑芝麻一大匙，雞蛋數個，糖適量。

美麗烹調：

1.（可預先烤好半斤或一半的花生仁）將花生仁平鋪於烤盤，放入小烤箱，以低溫150°C烤至花生微焦，呈淺咖啡色，需翻攪數次以防焦黑。

2.糙米泡水（至少2小時，冬天需浸4小時）。

3.將糙米及花生仁加3杯水，放入果汁機打3～5分鐘，此時可將黑芝麻緩緩倒入果汁機之漩渦中心（芝麻才不致懸浮）。

4.同時另以一中鍋裝5杯（碗）水，煮滾後將步驟3的料緩緩注入滾水中，加糖適量，煮至水滾即可。

5.將一個雞蛋打散於大碗內，沖入滾熱米漿，立刻攪拌後食用，米漿之口感及營養更好。

糙米茶

美麗材料：糙米一碗，水八碗。

美麗烹調：

1.用不沾鍋把糙米翻炒而不要爆裂的炒到黃褐色止。

2.同時在鍋中放入八碗水煮開後，放入炒過的糙米馬上停火。
3.原封不動放五分鐘。
4.將糙米過濾後當茶喝。
5.二次茶的做法：同樣的八碗水，煮開後放進上述過濾後的第一次糙米茶渣，隨即將火關小約煮五分鐘，之後過濾掉糙米，可與第一次過濾的糙米茶混合喝。

高粱的吃法大「變身」：

麵疙瘩湯

先將高粱粉加入少量溫水攪拌成蠶豆大小的麵疙瘩，然後放入燒開的薺菜或者莧菜等清新小野菜的湯菜裡煮熟即可食用，清新美味，健康選擇。

發糕

將發酵好的麵糰加入適量的蘇打粉調和均勻後，倒在蒸籠裡的籠屜上，攤成厚約5公分的餅，用火蒸熟切成小塊即可食用。

韓流來襲的韓式料理：

韓國綠豆餅

美麗材料：綠豆1杯，白菜泡菜200g，蕨菜100g，豬肉200g，綠豆芽150g，蔥2根，紅辣椒2根，醬油2大勺，切好的蔥1大勺，搗好的蒜1／2大勺，胡椒粉1／4、小勺，香油 1小勺，芝麻1小勺，食用油1杯。

美麗烹調：

1. 把去皮的綠豆泡在冷水裡，用手搓去皮，並按綠豆130g：水90cc的比例磨好調味。
2. 把豬肉剁成肉末並加佐料。
3. 把綠豆芽用鹽水燙出來，將蕨菜的硬梗切掉。蔥切成絲。
4. 泡菜除水分後切成絲。
5. 紅辣椒去籽切圓。
6. 在平底鍋裡放油，並放一勺磨好的綠豆，再放豬肉、綠豆芽、蕨菜、泡菜、蔥，上面放磨好的綠豆翻過來煎。直徑越小越好煎。
7. 蘸醋、醬油吃。

燕麥美食新風尚：

皮蛋雞茸燕麥粥

美麗材料：燕麥、皮蛋、雞肉、食鹽、雞粉各適量。

美麗烹調：

1.將約20克雞肉（瘦肉亦可）切成茸。皮蛋一個切成小塊。可在前一天晚上切好，保存在冰箱中。

2.在小鍋中加入一杯（約200ml）水和40克燕麥片，打開火，並加入準備好的雞肉茸和皮蛋。

3.煮開後轉中火約一分半鐘，關火。依個人喜好用少量鹽或雞粉調味即成。

4.配以一個水果（約100克）便成為一份營養均衡的早餐。也可將100ml冷凍的鮮奶直接放入剛煮好的燕麥粥中，既降低粥的溫度，又能夠使口感更滑爽。

白菜火腿免煮燕麥粥

美麗材料：白菜、火腿、燕麥、牛奶、水果、雞粉、食鹽各適量。

美麗烹調：

1.將約20克火腿或火腿腸切碎，可提前準備多份保存在冰箱中（夏天不要超過兩天，冬天不要超過4天）。

2.將50克小白菜洗淨汆燙一下。再放在冷開水水中冷卻備用。若不立即使用需放入冰箱冷藏。

3.取40克免煮燕麥片，沖入250ml熱水攪勻。涼至可食用溫度即可，

4.食用前拌入已準備好的火腿粒和小白菜，依個人喜好用少量鹽或雞粉調味即成。

5.配以100ml牛奶和一個水果（約100克）便成為一份營養均衡的早餐。可將100ml冷凍的鮮奶直接放入剛沖好的燕麥粥中，既降低粥的溫度，又能夠使口感更滑爽。

纖體養顏粥

美麗材料：胡蘿蔔、水發木耳、葡萄乾、枸杞、牛奶各適量。

美麗烹調：

1.將胡蘿蔔25克，水發白木耳25克，葡萄乾和枸杞各5克洗淨。胡蘿蔔切丁，白木耳切碎。

2.在小鍋中加入250ml水，並加入胡蘿蔔和白木耳煮開，加入40克燕麥片再煮開約一分半鐘，加入枸杞，關火。

3.加入少許白糖並撒上葡萄乾即可。
4.早餐時加入100ml鮮奶同時飲用，營養更佳。

芝麻燕麥糊

美麗材料：黑芝麻、白糖、燕麥、牛奶各適量。

美麗烹調：

1.黑芝麻40克洗淨，在不沾鍋中炒至香脆。用粉碎機打碎。（可一次準備多份備用）
2.取40克免煮燕麥片，加入黑芝麻粉和10克山楂片，沖入250ml熱水攪勻。加入少許白糖調味。
3.涼至可食用溫度即可。
4.早餐時加入100ml鮮奶同時飲用，營養更佳。

怎麼樣？姐妹們，看到這裡是不是坐不住了？趕快行動吧！自己動手，粗糧細做，打造屬於自己的健康新食尚，讓妳的美味隨手可得！

看看明星們都在做什麼？

大S是出了名的美容、保養大王，她的《美容大王》一出版就暢銷不衰，看來美眉們對大S的保養秘方很感興趣，但真正令大S美麗煥發的卻是燕麥。燕麥能夠滋補心肺，多少年來在歐美流行不衰，是不可多得的美容、滋養品，營養含量也非常豐富與全面。

不少女生都有這樣的疑問，明星也是人，她們終日為了工作趕場，熬通宵是家常便飯，除此之外，還要參加各種應酬，可是為什麼她們在鏡頭前卻總還是那麼光鮮亮麗呢？後來經媒體這麼一問，才知道原來在於保養，怎麼保養？食療啊！這些明星們平時都很會吃，善於發現吃出健康，一般情況下，明星都是衝在健康飲食、食療風最前面的人，不信就看看下面幾位明星的親身經歷，讓妳知道，明星們都在做什麼。

大S是出了名的美容、保養大王，她的《美容大王》一出版就暢銷不衰，看來美眉們對大S的保養秘方很感興趣，但真正令大S美麗煥發的卻是燕麥。燕麥能夠滋補心肺，多少年來在歐美過年流行不衰，是不可多得的美容、滋養品，營養含量非常豐富與全面。

韓國明星裴勇俊，迷倒了不少美眉，那麼妳想不想知道，他平時是如何保養的呢？其實，很簡單，他的保養法則就兩個字——紅豆。

紅豆具有很好的健脾止瀉功效，經常食用還具有減肥、瘦身的作用，因此成為很多明星鍾愛的食物，如果妳有機會去片場探班，妳一定會發現，明星們在閒下來後都喜歡喝紅豆湯，又健身又減肥。

《還珠格格》紅遍兩岸三地，趙薇的知名度也越來越高，隨後，趙薇又拍了一些電視劇及電影，直到現在，她已經成為了當今影壇的一線藝人。忙碌的工作、應接不暇的通告這是很多女演員都感到頭痛的事情，然而，螢幕上的趙薇卻總是給人一種很舒服、很健康的感覺，這與她日常的飲食習慣有很大的關係。後來才知道，趙薇最喜歡吃的食物竟是糯米。糯米屬性溫和，長期食用能夠發揮補脾胃、益肺氣的作用，還能增加女人的親切感，是一種難得的滋補佳品。

俗話說，五穀為養。如果妳吃膩了山珍海味，希望回歸本土找尋一份最自然的心靈與身體歸宿，那就趕緊去吃粗糧吧！明星們都開始行動了，妳還等什麼呢？

國家圖書館出版品預行編目資料

食「粗」－女人不變老的吃法 / 王美如著.
－－第一版－－臺北市：知青頻道出版；
紅螞蟻圖書發行，2015.5
面 ； 公分－－
ISBN 978-986-5699-59-8（平裝）

1.禾穀 2.營養 3.健康飲食

411.3 104005162

食「粗」－女人不變老的吃法

作　　者／王美如
發 行 人／賴秀珍
總 編 輯／何南輝
校　　對／鍾佳穎、朱慧蒨、楊安妮
美術構成／Chris' office
封面設計／張一心
出　　版／知青頻道出版有限公司
發　　行／紅螞蟻圖書有限公司
地　　址／台北市內湖區舊宗路二段121巷19號（紅螞蟻資訊大樓）
網　　站／www.e-redant.com
郵撥帳號／1604621-1　紅螞蟻圖書有限公司
電　　話／(02)2795-3656（代表號）
傳　　真／(02)2795-4100
登 記 證／局版北市業字第796號
法律顧問／許晏賓律師
印 刷 廠／卡樂彩色製版印刷有限公司
出版日期／2015年 5 月　第一版第一刷

定價 250 元　港幣 84 元

ISBN 978-986-5699-59-8　**Printed in Taiwan**